ちくま学芸文庫

精神の幾何学

安永 浩

筑摩書房

序にかえて

神にでもなったつもりで、宇宙から地球を見おろしたとしよう。人間たちはその表面を這いずっている蟻の群のようにしかみえないだろう。

医者たちもまた、蟻の群である。たたかいの相手は死、病気、生命の秘密であり、とても全貌は見渡せないその巨大な山をめがけて、基礎に、臨床に、あらゆる方向から群《むら》がり、それぞれに孔《あな》をうがったり、分に応じた土くれを運んでいる蟻たち。

——一転してその蟻の一匹に同化し、その体の中に身をおいたとしよう。それは即ち今、ここに居る「私」である。その一匹の蟻の目にも、宇宙は映っている。或る時は喜び、或る時は疲れ、宇宙には無数のわからぬことのあるのを知っている、それはささやかな心の世界である。いかにささやかでも蟻にとってはその世界しかなく、かけがえはない。

だがそれにしても、先きほどの神の視点も、実は蟻の視点がのびひろがったものではなかったのか？　こうして蟻は神になり、神は再び蟻になる。神の代りに、仲間の蟻、即ち「他者」をその位置におくこともできよう。

右は或る日生じた奇妙な想像力の運動をまず書きとめただけなのであるが、本書で後に議論することとは、実は密接な関係が出てくるだろう。もともと私は、一介の精神科医に過ぎず、病者を了解しようとする企画にたえずつまずき、迷い、……そしてゆれる自分を立て直し、立て直ししている間に、たよるべき考え方、たよらないでもよい考え方を、或る程度までは識別できてきた、と思ってきた。それらはもう、知識というよりは体験的に刻印されたものになってきている。もちろんそれもまた錯誤として、修正しなければならなくなる時がくるかもしれない。しかし大工仕事一つするにしても、さしあたってのものさしが要り、コンパスが要る。それなりの幾何学が要る。決してめちゃくちゃにはできないのである。

　まして人間の精神の世界、通常の了解を越える病気の世界、ハムレットの言をひくまでもなく、一管の笛すら吹き鳴らすのはむつかしいのに、それを遥かに越える主体性をもった他者の世界を扱う〝修理屋〟が、それなりの規矩準縄（古い漢語を思い出して恐縮。コンパス、さしがね、水準器、すみなわの意）をもたないですもうか？　貧しいながらも私の拠《よ》ってきたそれを、今の時点で整理して提示してみよう、というのが本書の意図である。

　かといって複雑、難渋を指向するのではない。むしろ目標は簡明化である。精神の世界の複雑、神秘は当然の前提である。それに対する方法論も、諸哲学、心理学、社会学の広い領域にわたり、既成のそれはあまりにも錯雑、繁茂していて、実践家はかえって足をとられてしまう。問題はむしろそれらをいかに整理し、要点をつかみ、見通しやすくするか、である。だからといって安易《イージー》であってはならないのももちろんである。方法を明らかにする、ということは結果をすべて出す、ということではない。まずは目に見えない精神の世界に補助線をひく。これは下手に引くとかえって桎梏《しっこく》になる。だからなるべくクリアな、最小限度のものを。それを基準に、ものごとを測り、印《しる》しづける目安となるものを。それで初めて視点が定まり、自分の足どりもたしかになる。そうやって歩める範囲で、現象の意味あいも形をあらわしてくるし、自分の判断に責任もとれる。

　私がこれまでに公表してきた一連の論稿をお読みいただいている方ならば、こうした言い方も唐突ではなく、本書の題名を「精神の幾何学」としたのも不自然とは感じられないと思うが、実はこの題をきめてからあと、パスカルの「幾何学の精神」を想い出してしまった。『パンセ』[1]の巻頭に出現するこの言葉は、ご承知の如く「繊細の精神」と対比されていて、どちらかというと道化役の役まわりである。しかしこの連想はテーマを明らかにするのにむしろ都合がよい。

『パンセ』を読み直してみると、パスカルはこの両者を極めて公平に扱い、それぞれの特長と限界を明記しているのがわかる。(言うまでもなくパスカル自身すぐれた数学者だった。）しかも当時既に「精神」の僭主たらんとしていた（？）幾何学主義に対して、「繊細の精神」の優位を指向する姿勢は、本書で次述する、第二次大戦直後の哲学者ウォーコップと同種のものである。ただ、パスカルでは両者の関係はまだ平行的、対立的にのみ扱われている印象があって、穏当だが徹底しない憾みがある。（知性の限界設定は後にベルグソンによって輝かしいまでに遂行され、更にウォーコップによって現代的に立体化される。）

それに「幾何学の精神」と「精神の幾何学」とは、やはり意味が違う。前者は精神の一つの態度で、物質界（後に述べる『パターン』のB面）に適用されて威力を発揮する「やり方」のことである。後者は精神の全体、あるいはもっと端的に言えば「繊細の精神」そのもの、の中に含まれて透《すか》し見られる幾何学的線のことである。その対象は物質ではなくて、精神そのものの生きた全体（『パターン』A／B）をつかむためのものなのである。

本書は私の今までの諸論稿のおさらい的な面も含まざるを得なかったが、単なる重複とはしたくなかったので、結局次のような構成となった。第I部では私が私淑し、方法論の基盤とするウォーコップ[2]の原著の章分けに沿いながら、解説的に註釈してゆく。従来その種の研究が出ていないからである。これは理論としてばかりでなく、思想として興味あるものである。第Ⅱ部では、現代の避けて通れない問題、「言語」(あるいはむしろ「言語学」)について考え方を打ち出してみる。ただしどちらかというと、むしろ保守的、素朴な立場からのものになるであろう。そしてその上で第Ⅲ部では、私の分裂病論を、強調すべきところを強調しながら要約再説してみる。(全く手さぐり的に始められたためにあいまいな面も残していた私の「仮説」の基礎部分を、これを機会に少しは明確化し得たかもしれない。)

ウォーコップ註釈を先頭においたのは、彼の方法論が結局第Ⅱ部、第Ⅲ部に対する前提となっているからである。ただそれ以外に私には、今まで純粋に論理的部分だけしかとりあげる暇のなかったウォーコップ思想の全貌を、この機会に私の手で紹介、検討しておきたい、という気持が強烈にあったことを告白しておく。彼の全訳は既に昭和二六年、深瀬基寛氏の炯眼によっていちはやくなされ、その後昭和四三年、五九年と二回発行されているので、既に古典といってよいと思う。ただ、読者の数は未だ十分とは思われない。彼のおもしろさ、重要性、先駆性が十分認知されているともいえない。今回かなり大幅に深瀬訳を引用させていただき、先ずはともかく内容紹介を試みるのは、やや異例の形ではあるが、何よりも先ず未見の読者に興味をもっていただければ、という微意に出るもので、かくて多少とも関心をもっていただけたならばぜひひとも原典を参照していただきたい。(原著はいきなりとりつくにはやや難解なので、手頃な入門としての役に立ちたかった。)また既に読まれている読者にも、あらためてその要点を再把握するよすがともなれれば、これほどうれしいことはない。

深瀬訳は原典のふんい気を伝えた名訳であって、私自身非常に好きである。それ故勝手に訳し直すなどということは毛頭考えなかった。むしろできる限り原文、訳文の香気を失うまいとつとめた。ただ初学者にとって意味のとりにくいと思われた部分や、ごく微細な部分だけは、註釈したり修正したりしたところがある。(これはむしろ原著者、訳者の本意にそうものと思う。)

今回の底本は、昭和五九年版講談社学術文庫『ものの考え方』O・S・ウォーコップ/深瀬基寛訳を用いた。(この版は現代かなづかいに統一され、源了圓氏の解説もそえられている。)引用部の文末に附した数字はこの本の頁数である。

重複を避ける、といいつつ、ことに第Ⅱ部では、先頃東京大学出版会のシリーズ(『分裂病の精神病理』第15巻)に載せたものとかなり重なってしまったのをお許し願う。同時的に考えが進行していたのでやむを得なかった。しかしそちらで述べた症例などは省いたし、その他の部分は拡充した。

またこうした一定の視点をとれば、おのずから他の諸学説とはずれを生ずる部分があって、そうした対比点も従来の論稿よりははっきりと述べてみた。例えば諸哲学、諸言語学やラカンに接触した部分でそれが現われるが、その他随所にそうした議論を発見されるだろう。精神医学本来の諸学説と対比した場所においても同様である。そのなかには激語にわたったところもあったようで気になるが、論点をはっきりさせたかったためで、御宥恕を乞いたい。

紙数の余裕のおかげで、総じて私の今までの論稿よりも、のびのびと、自由に書けたような気がしている。ことに第I部で、各章ごとにはさんだ七つの「間奏」は、休憩兼自由散歩的部分であるが、幾何学の主旋律は実はここを連ねる形で奏でられている。

目次

精神の幾何学

第Ⅰ部　ウォーコップ註釈

イントロダクション

ウォーコップの唯一の著書 *Deviation into Sense: The Nature of Explanation*, Faber & Faber, London（深瀬基寛訳『ものの考へ方――合理性への逸脱――』）は一九四八年に出ている。一九四八年といえば第二次大戦終了後三年、ということで、おそらく若かった彼にとってどんな時代だったろうかと想像するのも興味がある。（彼はテムズ河ではしけ人足をしていたこともある、という。）敗戦国であったわれわれと同様、おそらく戦勝国イギリスでも、一種の虚脱と空白、バラ色（にも見える）未来とあまりに悲惨だった近過去との間にはさまれた「焼け跡の青空」があったのではなかろうか？

ただ、ここで言いたいのはむしろそのことではない。彼の文章の中には、そうした時代のしみ、歪みのようなものはほとんど影もとどめていない、ということである。もちろん彼は彼なりに、現代の病根、とも言うべきものを見すえており、それが著作の動機となっているが、その視点はふしぎと透明、普遍的である。そしてその批判のポイントは、四十年近くを経た今日でも、依然として傾聴に値する。或る面ではますます重要性を増しているのである。

しかしこれはまた後の話として、ともかくウォーコップの文脈を見よう。彼がこの本の巻頭に付した序文《イントロダクション》は著者の姿勢と主張の要点を四頁余（原文）に要約したもので、最後にGraveley, January 1948としるされている。この文のへき頭にウィリアム・ジェームズからの引用がある。

「先験論的な哲学書の類を読んでいると、あたかも食に飢えた一匹の痩せ馬が厩の中で、空っぽの秣槽《かいばおけ》を前にして、どじを踏んだり、顎をがつがつ鳴らせたり、前脚で地面を掻いたりしながらどうにもならず、やっぱりもとの姿勢へ逆戻《もど》りする、といったような感じのほかには何にも得られない。わずかばかりの、相も変らぬ、すれっからしの範疇《はんちゅう》をいじくり回しているだけのはなしだ……」とウイリアム・ジェイムズは言っている。

（三ページ）

……

のっけから何とも歯に衣《きぬ》きせぬ言い方なので、へきえきする向きもあろうが、私を含めて一般の哲学非専門家にとっては、思わず笑みも洩れてしまう。おそらく哲学専門家にしても、内心に正直な人ならば、うなずかれるのではなかろうか。少なくともそういう外観を与えるのは、哲学者族の宿命だからである。

ウォーコップにしても、他をあげつらっているのではない。彼自身、これから範疇をいじくり廻すのだからである。しかしできればそれだけで終りたくないという、自戒と願いをこめての引用である。総じてウォーコップは（時に皮肉を言う場合でも）、晴朗な論客であって、いささかも陰湿でない。

さきの文にすぐ引きつづいて、彼は自分の姿勢を次のように述べる。

　私はこの書物を次の信念に基づいて書いた。――従来の哲学書類や哲学史というものは、哲学史上のあらゆる段階において、それに続く次の段階に対してあまりにも影響力をもちすぎたために、その結果として、新しく分岐する枝葉問題はその主題に対していつも極めて平凡な寄与しか附加することができず、従って新しい発足《ほっそく》というものがほとんど見られないということ、また、仮りにも経験の問題が解かれるためには、あるいは、この問題が仮りにも再び知的な刺戟力をもち得るためという意味だけからしても、現にいま必要なことは、何か、もひとつ思い切った大胆な跳び込み、何か、も少し職業的ならざる出発点というものがあるのではないか、ということである。　（三ページ）

思い切った大胆な跳び込み（some wilder plunges）という言葉が新鮮にひびき、印象的である。ただこの跳び込みとは、何にでも、やたらにするのではない。立論の基幹、最初の出発点そのものに関しての「一躍」であり、そのあとはむしろその必要がなくなる――そういう趣旨であることはじきに明らかになる。wildというのはあまりよい意味には使われない形容詞だから、これは一つの謙辞でもあろう。

さらにすぐ引きつづく文章は、おそらく全巻をぎりぎりに圧縮すればこうなる、という意味での、重要、実質的な箇所である。

ここに提出して読者の考察に供したいと思うのは、経験――読者自身の経験、についての一つの説明である。推論、一般化、客観化、比較操作、は読者自身から出発するのであって、彼の外側なるどこかの一点から、すなわち、ひとつの概念とか、一般的命題とか、公理、からではなく、彼みずからの主観的な、無・合理的な、自我の確実感から出発する。読者はただ「われ」と言うだけでよい。すでにそれだけで、要請という点では、この書物で読者から要求されるもののすべてを認めたことになる。――その他のものはただ推理操作のみである。そうして推理操作ということならば、ほとんど誰にでもそれはできることなのである。　(四ページ)

ここの一文は、今なら、初見の読者にどのような印象を与えるのであろうか？　フロイト以来、〝現代人にとっては、もはや自我は自明ではない〟としたり顔に言われるのであろうか？　だがそれについてはもうちょっと待ってほしい。――ことに間奏1参照。「今の」私にとっては、この一文はもうあまりにも当り前になっていて、意識の骨肉となっていて、ことさらひとに言うのが気がひけるくらいの感覚にさえなっている。この一文がわからず、受けいれられないという人がもし居るとすれば、それはどんな人種か？　といぶかしんでしまうだろう。しかしそれは、昔この一文に接し、これを自分の中に言語化（第Ⅱ部参照）して以来のことなのである。当時、これは新鮮にきこえ、必ずしも読みやすくはないその後の議論を、あえてのりこえさせてゆく牽引車の役を果してくれた。

　今考えてみると、私がそれまでに持っていた諸哲学のイメージは次のようなものだった。つまり「世界」の、あるいは「人間」の原理、真理をつかもうとしている。公平、正確、数学の如き厳密さで。それはそもそも何をつかって？　推理操作（reasoning）で……。だがその推理操作をする当の出発点、というのが奇妙にもあいまいであった。つまり「われ」そのものを、どこから出発するのやらわからぬ reasoning でつかもうとしていた。……

　たとえばデカルトのコギト　エルゴ　スムも、こうした努力のあげくの終着点として出現した、という観がある。（ともあれ出現した以上は見事な居直りである。後に再説。）

　ウォーコップの言い方は、そうした意味ではデカルト↓フッサールの伝統的西欧哲学の線上にあるとはいえるが、言い方がもっと明るくて、またその発想動機、枠組み、発展する含意は（これから追い追いわかるように）異なっているところがある。それはともかく、まずは「われ」は、生きてる限り理屈ぬきに流出している「われ」の流れの上に、安心してのっかっていればいい、というのである。ここで出てきた無・合理（non-rational）というのはそういう意味であって、本書の鍵概念の一つである。では合理（rational）とは？　というと、窮極的には予測可能性（predictability）ということを基礎に操作可能性→エネルギー経済→生きのび《サバイバル》につながるもので、「推理操作」とはこの機能にほかならない。ただきわめて重要なのは、合理は無・合理のためにこそあるのであって、その逆ではない（いわば無・合理が主人で合理が従僕）とウォーコップが言おうとしているのだ、ということである。（後に述べる『パターン』公式にあてはまる代表的一例）

ついでながら「合理」の対語《つい》には、これと全く別に不合理、非合理というのがある。これについては以前に論じたことがある。[3] かんたんに言えば不合理とは単に合理たらんとしてまちがえたということであるし、非合理（irrational）とは感情やオカルトの領域で、あえて合理に対立する闇《やみ》の世界をたてる、ということである。

さてしかし、こうした「向き」換えはそもそも何のために必要だったのか？　主観に居直った哲学としてはいわゆる実存主義もあるが、実存主義の記述は、主観のぶつかる矛盾、挫折、悲鳴の描写の方に、どうもウェイトが行ってしまう。ウォーコップが展開しようとしているのはもう少し淡々としたもので、彼自身次のように述べている。

ここに展開せられた説明は「エギジステンシァリズム」の提供する説明と同じではな

い。それはすべての「エギジステンシァリズム」に共通なるものの幾分を含んでいる。しかしそのことは偶然の類似というにすぎない。この本の哲学を保障する根本原理はその第一章だ。この章において私は、説明というものの原則（rules）もしくは原理（principles）について、即ち、ひとつの発言が仮りにもひとつの説明と呼ばれ得るためには、その発言はいかなる条件を充たさなければならないか、ということについて多少の説明を与えた。（四ページ）

さらにその「条件」について、先きどり的に要約しているのは次の文章である。

哲学者の仕事は、昔からそうであったように、実在のすべての各類別がひとつのまとまって捉《とら》えられた全体の各部分として見られるごとき、一つの立場を見出すということである。哲学者の言い出すことが真実であるとすれば、すべてのものがその言葉の通りにあらわされている、と言うごとき言葉を発することである。つまりそれは経験を説明するということである。一つの統合的な方式、一つの矛盾排除的な方式を突き当てる、ということである。私は「突き当てる」と言う。何ゆえかといえば、そのような方式は決して推理操作によっては達し得られないからである。推理操作は単にその方式を伝達する手段に過ぎないのである。或は、その方式が伝達性があるかどうかを前以て決定する手段というに過ぎないとも言えるであろう。（五ページ）

つまりウォーコップがめざすのは、今流に言えばむしろ言語論、コミュニケーション論、意味論、――一口に言えば「言い方」の問題であり、「われ」からの出発ということも、結局「言い方」において便利だからというのが（平たく言ってしまえば）発想動機になっているのである。そこに、文中直接的には認められないにしても、当時イギリスの講壇哲学を風靡《ふうび》していた論理実証主義の（間接的）影響をみてとることはできるだろう。

「突きあてる」（...hit on a unifying formula, a contradiction-eliminating formula.）は重要な言葉で、さきの「跳び込み」（plunge）に対応する。そうやって突きあてた把握《フォーミュラ》が、次述の第1章で示されることになる。

引用しだすとどこもかしこも引用したくなってきりがないのだが、このイントロダクションのなかでは、珍しくかなり情熱的な次の章句を紹介して結びとする。

……謬《あやま》りとは、一般に知的操作というものが、それが遊離的態度を以て（detachedly）行われた場合に、その最上の結果を生むであろうと想像することである。いな、その謬りとは、更に一歩進んで、知的操作がそのようにして行われ得ると想像することでさえある。（中略）（五ページ）

謬りは……われわれが全く何の人格でもないかのごとく推論しさえすれば、われわれは種々の重要な真理に到達するだろうと想像することである。（中略）

判断における主観的因子を排除しようとするこの狙いこそ、人類の犯した最も油断のならない悪質の謬りであり、また恐らくは最も悲惨なる謬りである。この謬りは科学の世界から、また常識と呼ばれる世界から、哲学の世界にまで輸入され来ったものである。その採るべき点は専らその予言価値にある。もしもわれわれがこの地上において知るを要するすべてのことが、〝次に何が起るであろうか〟ということならば、あたかもわれわれが屍でもあるかのように力《つと》めて遊離的態度を以て思惟することから最善の結果が生れてくるでもあろう。（中略）（六ページ）

しかし、もしもわれわれが山と積まれた矛盾を統合するひとつの立場に到達することを欲し、知識の各種の部門がその可能の最大限度にまで互いに有効であることを欲し、あるいは、「実在（reality）」ということが可知的に何を意味するかを言い得ようと欲するならば、われわれは一つのものの働くすがた（behaviour）の予言に成功した時がすなわち、そのものの何であるかを言い当てたとするがごとき観念を、捨て去らなくてはならないのである。（七ページ）

これらが具体的にどういうことか、が、章を追うにつれて徐々に明らかになってゆくだろう。

1　説明の性質

この章は、イントロダクションでそう予告されているのだが、本書全体の基幹をなす概念が提示されている。彼によれば、もしこの章での主張が論駁されるならば後の章のは全部崩れる。しかしここの主張が原則的に受け容れられるならば、その後の章に若干の誤謬があってもそれは修正し得るものであって、本質的なエラーとはならないだろう、と。『パターン』（pattern）という基本概念がまず提示される。これは私の分裂病論をご存じの方には既におなじみのものであるが、ここでの最初の説明は次のような一文である。（念のため言うがこの辺でつかっている「説明」という語はごくひろい、一般的な意味であって、心の「了解」vs.自然科学的「説明」と対置される場合の「狭義の説明」のことではない。文字通り、或ることばを説明する、と言う場合の説明に近いものである。）

パターン（模様）

パターンとは、カントが自我に適用した言葉を用いて言えば、統一における差別、差別における統一、である。ひとつのパターンとは、各部分をもつ一つの全体であり、その

各部分はその全体に等しい。　（一七ページ）

ウォーコップは、いきなり「定義する」というような行き方をとっているのではなく、むしろここの用語としてのパターンを、わからせるため、のみこませるために、まずその体験性質の二つの側面を例示しているわけである。「パターン」には範型《モデル》、柄見本《サンプル》、などの意味もあるが、模様、という訳でまず正しい。（しかし訳書における同様、今後訳語はつかわず、原語のまま用いる。）これが結局もっと大きな（最終的にはきわめて大きな）概念としてつかわれるようになる。

ところでカントの規定の方はよいとして（これの原文は difference in unity and unity in difference）、二番目の規定には、ウォーコップの初めての読者はよくつまずく（めんくらって意味をとりかねる）ようである。実は私も最初ひっかかりを覚えた。というのは各部分の「各」というのを every のようにとってしまうと、つまり一つ一つの部分、という風にとってしまうと、その一つ一つの小さな部分がそれぞれ全体に「ひとしい」とは何のことか⁉　ということになるのである。

実はこれは訳語の問題であって、原文を見れば every ではない。a whole having parts, the parts equalling the whole と、「部分」は複数形で書いてある。従って「諸部分をもつ一つの全体、その全体と等価なる諸部分」とでも訳する方がよいのではないかと思う。

（深瀬訳は全体として原文のふんい気を伝えた名訳で、私は惚れこんでいる。ここのは私の見つけた数少ない問題点の一つである。）

ところで、リズムはパターンである。詩の韻脚はパターンである。一つの建築物はパターンである……という風にどんどん例が出てきて、それぞれが「諸部分をもつ一つの全体、その全体と等価なる諸部分」であることが説明される。

（ここでまたゲシュタルト心理学にくわしい読者だと、「等しい」という言い方に抵抗を感じられるかもしれない。「全体は諸部分の和以上のものである」、というのがゲシュタルト心理学的な言い方だからである。この気づきはまさに正しく、パターンの本質をみぬき、先取りしたものである。実際にそういう「不等」関係があることを後でみるだろう。……ただここの段階では、もっと素朴にうけとっておけばよい。「全体」と「諸部分の和」とは同じものを見る二つの側面だということであり、しかも相互依存的で、一方は他方を欠いては存立できないという点がのみこめればよいのである。）

ところで「部分」は相互に差別されるのでなければ部分にはならない。全体も、さらにその周囲と差別されるのでなければ「一つの」全体にはならない。即ち統一－差別のカテゴリー対《つい》と全体－部分のカテゴリー対《つい》は密接にからみあっている。部分は内へ向かった差別作用といえるし、外部に対して一つのまとまり（統一）を切りとる差別作用、というのもあるので、統一－差別のカテゴリー対はより大きなカテゴリー対である。（difference の訳語は近年の流行に従えば「差異」であるが、どうも深瀬訳がなつかしくて「差別」をつかっている。差異がどうも静的な感じなのに対して差別という語には能動的な動勢が含まれているのも気に入っている。身分差別、などの日常用法の連想を呼ぶ短所も知ってはいるのだが。）

　さて、同じように大きな、あるいはむしろ最大に大きな、カテゴリー対《つい》に質－量、というのがある。ここで「質」とは、体験する人の「私」にとって、意味ある側面のすべてを指す。（そうとしか言いようがない。イントロダクションで述べたように、生きている「私」を前提にしさえすれば、それぞれの人、つまりすべての人は「質」とは何かを理解しているのである。ついでに言えば「全体」や「統一」もこうして理解し得ていたはずである。）「量」とはそれと反方向のものである。即ちむしろどの個々の「私」にも属せず、換言すればどの人にとっても共通に同じ、普遍的に外にある、と指向されるような体験の側面のことである。ウォーコップの用いている例ではないが、流れ、きらめく水の冷たさ、こころよさは質的側面として直接に体験に入る。それが一定の物理学的常数をもつ物質で、知覚に抵抗する外的存在であるという実感や、分子式で H_2O と書かれるという知識は、量的側面である。これらは直接に、というより「質」体験の全体の中から抽象されて分離するものである。花咲いた桜と松の木は、それぞれ一見してまず質的に統一され、従ってまずは質的に区別される。（量的差別はもちろんそのあと発見してゆける。）相似た二つの小石の場合のように、ただお互いに違う、というだけ、に近い二つは、質的にはほとんど似ていて、ただ量的な差別があるというケースもある。

もうそろそろお察しのように、結局、すべての体験はパターンなのである。それらはそのつどそのつど、適宜適用し得る対《つい》のカテゴリーで成り立っている。それらの対がパターンの関係であることを、たとえば質／量という風に記号化して書くことにしよう。ただ、ここできわめて重要なことであるが、この対の両要素の関係は対称ではない！

全然（wholly）質的なパターン、というようなものはあり得ない。何となれば、何らかの量的象面（aspect）をもたなくしては、そのものは何らの自同性（identity）も、限界も、宇宙のその他のものからの識別可能性ももち得ないからである。他面において、全然量的なパターンというものもまた考えられない。しかしそれは同じ理由に基づくのではない。少なくとも何らかの質的象面をもたないならば、そのものは頭から経験の内部に入り得ないのである。あらゆるものはひとつの質であり、それと同時に、その質の或る量でなければならぬ。いかなるものも、ひとつの質のみ、或はひとつの量のみであることはできない。

（一九ページ）

コンプレヘンション

次に改めてコンプレヘンション（心的把握）ということが説明される。「コンプレヘンションは瞬間的である」とウォーコップはまず言う。何ものであれ、或るものを了解する時、あるいは認知する時、「そこにはわれわれの了解もしくは知覚の瞬間というべき、一種の瞬間がある」。それへの準備（たとえば長たらしい証明の通読）にどれだけの時間がかかったかはそれとは関係はない。読み終った時か、あるいは読み終る直前に、或る瞬間に、ひらめきの如くに了解する。始めは或るぼんやりした形で、次にはもっと明瞭に、と段階的に起るとしても、それぞれが一つずつの了解の瞬間である。（ウォーコップの或る読者が言ったことだが、テレビ番組「ヒントでピント」を想い出していただくのもよい。）こうして

意識はその瞬間におけるひとつの統一である。

そうしてこのことは、了解された当のものが、多少にかかわらずいくつかの部分に分解され得るかどうかという問題とは、全く別個の問題である。（二一ページ）

こうしたことは、われわれが一つの文章を了解する場合において、最も明瞭に観察することができる。何でもよい一つの命題、「ＳはＰである」をとってみる。この場合Ｓ、Ｐはそれぞれに独立の名辞であり、それぞれを思う存分了解することができる。しかし「Ｓ

はPである」を了解するのは、これとは別の、一つの了解の瞬間である。それはS、P各個の了解の合成ではない。それが証拠に、S、Pをそれぞれどんなに了解していても、「SはPである」は何と考えても了解し得ない場合があるであろう。この全体了解の瞬間は、主として量的側面からみた各部分からは、決して合成することのできない、質的なあるものである。

「質的なものとは結局主観的なものである。つまりそれは自我からくる。そうして自我はひとつの統一、差別をもった一つの統一である」。こうしてこれらは一連の論理的連関をもってつながってくる。

　自我をばでき得る限り縮小せよ。でき得る限り客観的たるべく、量的意識をもつべく努力せよ。たちまちわれわれは、一つの命題の各名辞が意味にみちあふれた単語であるにもかかわらず、いかなる命題をも了解し得ないであろう。（中略）これに反して、了解における主観的因子を認容せよ。自我を解放せよ。各部分をば質／量的なる象面において見よ。――了解する、とはそれだ。われわれが自覚するとしないにかかわらず、いつでもわれわれが何ものかを了解したときには、そこにはこの現象が起っているのである。すべての心的把握はパターンの把握である。もしも或るものが了解し難いという場合には、それはそのものをひとつのパターンとして見ることが容易でないからなのである。

（二四―二五ページ）

机の上に一つの茶瓶《ティーポット》を見る、というようなかんたんな体験においても、何重にも重なったパターンの構造がある。たとえば一つの茶瓶が－何で－あるかは質的統一的側面に属する。茶瓶が－何で－ないかを知ることは量的差別的側面に属する。しかしここにも両者の関係には非対称がある。茶瓶は、それが宇宙の他のあらゆるものとはちがうのでなければ茶瓶ではない。（と、形式論理的には思われるかもしれない。）だがこれが即ち「茶瓶で、ある」と同一ではない。たとえば、これが机でなく、花瓶でなく、血圧測定器でなく、と数えゆき、……これを百万べん列挙していっても、遂に「これは茶瓶である」は出てこないであろう。このかんたんな了解体験の、自足的満足感に到達できないであろう。逆に「これは茶瓶である」と一たび了解したならば、それが他のいかなるものでもないことは随時、それに伴って出てくることである。一つの「概念」、一つの「言葉」の内容了解（その統一と差別）についても、全く同じことがいえる。

こうした諸実例での説明を精緻にくりかえしながら、ウォーコップは、その非対称の性格に関する抽象的論理性格を次のようにしぼり出してくる。（『パターン』は一般にA／Bと書けるが、ここではわかりやすく全体／部分で例示する。）

これが全体と部分との関係である。――一方の方向（部分の全体への関係）においては論理的必然《ロジカル・ネセシティー》に立ち、他の方向（全体の部分への関係）においては条件的偶然的《コンティンジェンシー》関係に立つことがそれである。もしも君が或るものを何かの一部分として知るならば、君は論理的必然として、そのものが一部をなすところの全体を知らざるを得ない。全体を知ってはじめて君は、その部分を一部分として認めることができる。（中略）しかし、もしも君が或るものを一つの全体として知るならば（つまり、一つの物を単純に知覚するならば）君は必ずしもその各部分を（ことごとく）知る必要はない。もちろん各部分を実験によって発見することはできるにしても。生と死とは、同じこの仕方で関係づけられているのである。もしも私が一つのものが死んだことを知るならば、私は論理的必然として、そのものが生きていたことを知るのである。（中略）しかし、もしも私が一つのものが生きていることを知るならば、そのものがついには死ぬだろうと私が考えるということは、決して論理的必然からではない。そのものの死は、そのものの生きていることを含むものではなくして、ひとつの条件的偶然にすぎない。生者《しょうじゃ》は必滅であることを私は知っているかも知れない。しかしこのことは、私が同類の諸例の観察から発見したものである。私はそのものの死の私の予知をば、決して「生きている」という言葉の意味そのものから（論理的必然的に）抜き出してきたことにはならないのである。

（三〇ページ）

「この関係はまた、自我と非・我（他）との、主観と客観との、無・合理と合理との、精神と物質との、意識と実在との関係である。」とウォーコップは言う。これらの対《つい》語のどれをとってみても、後者は前者を論理的必然的先行者としており、後者はそれに対して条件的偶然的である。

これらの対《つい》の前者と後者とは、それぞれ世の中でこれほど違うものはない、といえるほど、尖鋭、巨大な対立者である。にもかかわらず、了解の瞬間において、それらは二つのものなのではない。それは一つのものの、分解し得る二つの象面である。決して、純粋の精神、純粋の物質というようなものが別々にあるのではない。純粋の意識だけ、純粋の（客観的）実在だけ、というようなものが別々にあるのではない。

こうした議論のあと、ウォーコップはこの章の表題となっている「説明」ということについての説明を漸く次のごとくに述べる。何ものにせよ、われわれがそれを説明しようとする時、説明さるべき当のものについての了解とともに、意識についての何らかの了解を前提としている。それはまず自分の意識のなかの了解であり、また説明を受ける他の諸々の意識が、それを了解してくれることを狙っている。

ひとつの説明とは何か？　哲学とはどのような説明であるべきなのか？——「これらの

問いは意識の性質への探求、意識の分析、意識の各部分が何であるかを語ること」、そもそも「意識とは何で「ある」かということ、より外へはどこへも導かない」。とすれば「説明」の説明、「説明」が具備すべき条件を語ることとは、意識（あるいは体験）とは何であるかの包括的視点を語ることにほかならず、それは——いわば哲学の最終目標それ自体と同一なのである。

……ひとつの哲学を作ったからといって、いわばその受取りを貰う、つまり、或る与えられた哲学が原理上受け容れられるべきものか、それとも拒否されるべきものかのテストをもらう、というありがたい御利益《ごりやく》に、古来、そう簡単に人々があずかり得なかったというのはこの事情があるからである。というのは、そういうテストを手に入れる方法はただ一つしかないからである。そうしてその方法とは、そのテストに堪え得るだけの哲学そのものを組み立てる、ということである。（三三ページ）

こうしてウォーコップとしては、既に説明してきた『パターン』を、この自己〝テスト〟として提示する。すべての体験を『パターン』として了解すること。——ごくかんたんな認知の分析から始まって、より包括的なカテゴリーに進み、遂には二個の名辞を相寄せて、それでもって宇宙間のすべてのものを包含する、という一点に至る。——精神と物質、生と死、自と他。しかしながらあらゆるものが二種類として留まる限りは、その名称は単なる一個の貼り札《ラベル》にすぎないだろう。必要な出発点はただ一つである。即ち、その意識、その人間が生きている、ということ、つまり彼が一つの自我である、ということ、それだけである。そうすれば、あの巨大な二つの差別は、従ってすべての差別は、そこにおいて一つの統一(『パターン』)となる。

この自我における諸々の差別、生に対する死の衝撃、精神⇅物質の相互緊張、これこそがあらゆる生きものにとって、すべての実在と実在の種別を作る当のものである。

要請は先きのただ一つでよい。(これも説明の性質に矛盾しないためには)二つ以上の要請に依存する説明は、とりもなおさず矛盾の受諾を必要とすることにおいて、(統一を破り、)不可知的(了解できぬ)とならざるを得ないからである。

窮極において、一つの説明は一つの要請に依存する限りにおいて、論理的に可知的(intelligible)となる。つまり自己矛盾をまぬがれ得るのである。そうして、もしもその要請が右にあげた無・論理的のものである限り——一人の人間がみずからを一個の自我として認めること、つまり「われ」という言葉を意味にみちあふれて(meaningfully)使用するものであることを認める限り——はじめてそれは各人個別のための説明となり得るのである。(中略)自己矛盾によって無意味に陥ることを避けることは、説明の原則のうちのただ一つにすぎない。矛盾のないことのみが、一つの説明をば各個人別に意味あ

らしめるのではない。それは単に説明を論理的ならしめるのみである。（三八ページ）

今の引用の後半にひきつづく次の引用部分は、ウォーコップの真意を理解するために、きわめて重要である。彼はただいたずらに主観を強調しているのではない。即ち説明の論理的部分、量的部分なるものがどういうことを含意するのか、どういう意義と限界をもつか、という点とそれは相関している。（以下の文中の「論理的」は、客観的、科学的、等と置きかえて読んでかまわない。）

そういう種類の（狭義論理的）説明の上に起ることは、各個別のあらゆる人間がその説明を目して、それが彼以外のすべての人間の同意を命令するものと見るということである。その説明の形式が論理の形式を踏んでいる、というだけで、彼はいつも言語上の伝達に成功するものと安心するのである。彼は独《ひと》りで考える、この説明は論理的なるが故に、すべての人々はこの説明に同意する。そうして私もこれが論理的であると思う。私もまた、万人という部類の中の一員である。それゆえに私もまた論理的に同意するより外はない、と。

かくして、何ゆえにすべての人々が一個の純然たる論理的説明に同意するかという根本の理由は、ただ他のすべての人々がそれに同意するというだけのことなのである。

もしもすべての人々が、その説明が論理的であるという理由を第一義とすることなく、主としてその説明が彼みずからの自我の不可抗の存在によって意味されたものなるがゆえに同意するとするならば、その時はじめて、その説明がたとえそれと同時に論理的であるにしても、それは各個人にとって各個別的に真となってくるであろう。（中略）

（三八ページ）

（それは）言語上の伝達の原理に準じて形式的に無謬であるのみならず、それはすべての各個別的人間にとっても、各個別の自我が「われ」によってまさしく表出するところのかの意味の鋭い湧出（a dash of that meaning which every separate self indicates by "I"）というものをもつことができるであろう。

（三九ページ）

本章はまさしくウォーコップの思想の骨格をなしている。私自身は今読みかえして決して難解とは思わないのだが、十分身につけて理解するにはかなりの実践と慣れが必要であろう。私は分裂病論に役立てるため、パターン概念の整理が必要となり、その「定義」に近いものを箇条書に作成した。（即ちここの文責は全く私にある。その最初は文献（4）にさかのぼる。）本章の復習、総括として次に掲げる。

『パターン』の定義

一対《つい》のカテゴリーであって、

(1)〔相対的不可欠性〕　その両項はそれぞれ単独では意味をなさず、互いに他項を必要とする（一対《つい》としてのみ存立する）、という意味において相対的である。

(2)〔非対称性〕　しかしこの相対性は、（たとえば右と左、男と女等々のような）平等に互換的な相対性ではない。（「右と左」的相対性を平面上の事象とすれば）いわば立体的な、次元の歪みを伴った非対称性がそこにはある。

その非対称性は次のように一般化し得る。

(i)〔前項の公理的自明性〕　これら各対《つい》の前の項は、公理的に、頭から、「それ」から出発するしかないものである。それによってしかわからないし、またそうしさえすればわかる――わかりあえるものである。各人が自らの主観を、本当に生かして出発しさえすれば。（人間はたまたま、皆似たような体験構造をもっているのだから。）そうしさえすれば各対《つい》の後の項は、それにぶつかり、抵抗し、支えるものとしておのずから体験の中に現われ、理解される。

(ii)〔後項の論理的従属性〕　しかしこの順序を逆にはできない。後項を第一所与として出発することはできないし（了解不能）、ましてや「それ」から前項を理解可能にすることもできない。というのは、もし体験の中に後項があるならば、前者は論理的必然性《ロジカル・ネセシティー》を以て前提されていた、といわざるを得ないからである。（「他」を意識し得たとすればその前に「自」がある筈である。「部分」を意識し得たとすればその前に「全体」がある筈である。……）

　他方、体験の中に前項があるならば、後項もやはり必ずあるのだが、それは今と同じ理由によるのではない。後項は、いわば前項（の作用）がそれを生じさせるが故にそれはある。それは前項に対し、条件的偶然性《コンティンジェンシー》においてある。（「何か」はなければならないが、「特定のどれか」でなければならないということはない、という意味で。）

　そこで後項のあり方には一般に「多」性、不定性があるが、前項の方は結局さかのぼって唯一なる「自」性（出発点としての意識の「一」）に一切が帰着する、という潜勢をもつ[註1]。

　このような対《つい》のカテゴリーを『パターン』[註2]と呼ぶ。このような対《つい》の前項はA、後項はB、その関係はA／Bと、一般記号化して表示する。

（註1）　上述の非対称性を理解するために、たとえば次の言い方について考えてみてほしい。「体験世界は自我と非・自我とでできている」といえば意味は一応よくわかる。（この文章は「了解可能」である。）しかし「他と非・他とでできている」といったのでは意味をなさないであろう。（この文章は窮極において不可知的である。）このような非対称性の力動は、フッサールにおけるノエシス－ノエマの把握と、おそらく実質的に同等であるが、フッサールではかかる一般化はみ

られない。

(註2) 私はここの意味でのパターンを(日常用語としてのそれと区別するために)二重カギを附して『パターン』と記すことにしてきた。(そしてもちろん、神経心理学で「パターン認識」といわれるような場合のパターンも、ここに定義した『パターン』の中に含まれているのである。それはまさに「部分をもった一つのまとまり」として認識されることなのであるから。)

またここに述べたA、B間の非対称を、後章では a≷b と記号化して表示することになる。(細かくはそのつど説明するがイコールを附したのは、非対称といってもその「程度」には多様性があり、「ほとんど対称」という場合を含め考えることができるからである。)

ウォーコップは大体、他の哲学者を引用することの少ない人であるが、この章の末尾はシェストフの言葉を引いて結んでいる。

……それ(真の説明のこと――安永註)は決して、シェストフが更に深き哲学的直観を以て「論理万能性」(omnitude)と呼ぶがごときものに堕する心配はなくなるであろう。シェストフは言う、「哲学は『オムニチュード』を前にして、みずからを『弁解』することを以て今日まで義務と考えて来た」と。

(四〇ページ)

〔間奏 1〕 グラディスおばさん
――基準体験線――

ひと頃、われわれの茶の間を大いに楽しませてくれたアメリカ製テレビ番組「奥様は魔女」の中で、主人公夫婦（魔女サマンサと愛すべき亭主ダーリン）の隣の家に住んでいる奥さんがグラディスおばさんである。

彼女はたいてい番組の終の辺で、サマンサのつかう魔法を目撃する、という役まわりである。彼女はびっくりして大声で御主人を呼ぶ。「あーッた！　あーッた!!」……御主人がくると声をひそめて不思議な出来事を告げる。「サマンサの家の中に象が居るのよ!!（今度こそはほんとなのよ！）」

御主人ものぞいてみるが、何も変った様子はない。（サマンサが元へもどしてしまったからである。）「何も居やしないじゃないか！　お前、また夢をみたんだな？」さげすみとあきらめの口調の御主人。グラディスおばさんはポカンとして何も反論できない。その当惑が何ともかわいそうで……かつ笑いを誘う。

われわれの領域（精神医学）では、妄想者がよくこういう立場に立たされる。しかしここで言いたいのはそのことではない。

われわれ自身そうちがった立場ではない、ということなのである。たしかに私は見た……と思うことさえ、多数者、社会、〝客観〟の立場からみればたしかではない。そういう経験をくりかえしてきたので、自分自身すらそれを疑うように、われわれは習慣づけられてきた。何というおぼつかない自我……〝客観性〟に従ってさえいれば、すべてがうまく行くかのように錯覚しがちなのは、そのおぼつかなさ、不安に由来している。

にもかかわらず、その「自我」を出発点にすれば「よい」のだ、とウォーコップは言うわけである。ここで「自我」というのも多義的な言葉なので、あらためて整理の必要がある。

少なくともそれは「私は」と「狭義自我」とに分ける必要がある。「私は」というのは常に主語にしかならない、絶対的出発点にしかならない、決して対象、客体にすることができないところのそれを言っている。私が旧稿では現象学的自極、または単に「自極」と呼んでいるのはそれである。（ただ「私」と言ったのでは、日本語の用法として客体的にも用い得るので、「は」をつけないと徹底しない。これに比べれば英語のＩは、比較的、一語でこれに近い用法である。）

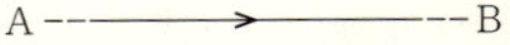

図Ⅰ-1

「狭義自我」は、というと逆に客体化もし得るもの、私という人間を特定する機能特性群、脳に内蔵されたコンピューターの如きもの、従って生理的、心理習慣的基盤をもそなえた、〝実体〟をほうふつさせるところのものである。英語のself はこれに近いし、精神分析学でいう自我（ego）は、これはもうはっきりとこれに属する。私の旧稿では「自我図式」と言ってきたものである。今後単に「自我」と言えば、この「狭義自我」を指すこととする。

さて、「私は」の方は一つの極限概念で、そういう意味では実体ではない。形もなければひろがりもない。幾何学の「点」の如きものである。にもかかわらずこれは絶大な意義をもっている。

体験線――精神の幾何学にとってもっとも基本的な直線が一本引かれる。それは主体から対象へと向かう矢印をもっている。これはもっとも一般的にかけば『パターン』のAからBへと向かう直線としてかかれる。（図Ⅰ-1）これの起「点」が「私は」である。

くり返すがこれは論理学的「点」であるから、体験線の起点になるという以外には、絶対的位置すらもってはいない。にもかかわらずおよそ体験を自己矛盾なしに説明するためには、これを起点にせざるを得ない。ウォーコップが「われ」より出発せよ、と言う場合の「われ」とは、この「私は」のことである。

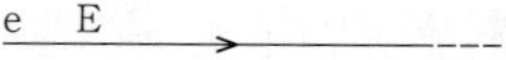

図I-2

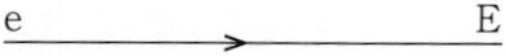

図I-3

自我の方はそうではなくて〝実体的〟である。それは各人それぞれにその機能特徴を言うことができる。それ自体が既に一セットの如き複合体であるが、時間がたてば変動し得るし、潜在態としてはセット単位で数えて複数であることもあり得る。（むしろその方が普通である。ただし実際に作動する時は、そのなかの一組だけが使われ、他はいろんなレベルに潜在している。即ち通常意識下に潜在している。意識はされにくいのに作動していると目される、「無意識の自我」というのもあり得る。）

通常「私は」は「自我」を通じて活動しているので、「私は」と「自我」はほとんど区別つかない一体とみなされているし、多くの場合それで不都合はない。しかし少し厳密に考えれば、俗にいわれる「自我」とはこのような二極（「私は」と「狭義自我」）の、即ち混同すべからざる二つのものの綜合統一、としてしか（即ち『パターン』A／Bとしてしか）絶対に表現のしようはないものなのである。ここで「私は」をe、「自我」をEと記号づけすると、eが（体験線の図上では左の）端に位置するのに対し、Eはわずかにはなれて〝下《か》流《りゅう》〟に置かれる（図I-2）。

この、わずかではあっても存在する落差は、通常はe—E合わせて「自分」

であっても、場合によってはeがEを対象化し得ることを示している（図I－3）。即ち「反省される自分」、ウィリアム・ジェームズの言葉をつかえば「客我」となる。のちのち見るように、体験線上では多数の図式が、順序をもって並ぶことになる。たとえば一般の「肉体」（ことに手、足の如き肉体的道具）は、Eよりもさらにちょっとはなれてその下流におかれる。メガネは眼より下流におかれる、等。一般に了解論理的に先行しているものが上《かみ》におかれる。（これは『パターン』定義を拡張したものとみなせるが詳しくは第Ⅱ部、第Ⅲ部で再論する。ここでは狭義説明論理、即ち対象側からくる「刺戟」の流れ、というものとはそれが逆の流れであることを一応注意しておく。）

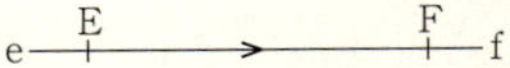

図I－4

しかしここでは、その〝中間帯〟をとばして体験線の右の端のところを先におさえておこう。当然そこには「対象」（広義）がある。それはのびていった体験線がぶつかるところである。知覚の場合それは知覚像として外界に定位されるが、直接見えるそのものの形、色、意味は「私にとって」の見え方にすぎない。そのさらに「彼方」には、絶対客観と想定される、或る窮極の存在がある。しかしこれは自極eに対応する理論的「点」にすぎず、これは（現象学的）対象極である。それに対して実際に見える具体的な知覚像は、自我の機能も参与して構成した対象の「図式」である。

対象極をf、対象図式をFと記号づければ、一応体験線は閉じて、一つの体験世界が記号化される（図I-4）。

あらゆる体験は、この細い、つよい線に照らして考えることができる。具体的場面ではそれぞれ具体的な項をあてはめればよい。もちろん全体が『パターン』の構造的緊張のもとにある。AからBへの方向は生《せい》のエネルギーの向かう方向であり、図の矢印そのものである。BからAへの抵抗、衝撃、即ち逆方向への矢印をもった力動も実際にはあるが、基本の流れをしのぐことはないので図には特に示してない。（ただしこれは少なくとも正常体験の場合であって、病的体験ではどういうことがあり得るかは、のちに見るだろう。）

具体的な図式群は、右へゆくほど複雑、多様な差別を生じ、条件的偶然的《コンティンジェント》に現われてくる。しかし左の極へ近づくと収れんしてくる。そもそもわれわれは、何故自分は一つ、と考えているのであろうか？　昨日の自分は今日の自分と違ったことを考えているのに？　無意識を勘定に入れれば自分は一体いくつあるかわからないのに？　哲学、心理学は何度もそういう疑問を投げかけてきた。私に言わせれば、体験を「説明」するには結局一点までさかのぼらなければとどまらぬという、（いわば）幾何学の性質からそれはきている。（「自分」がもし二つあったとすれば、まださかのぼれることになる。）これはウォーコップの「唯一つの要請」を、受け容れざるを得ない、ということと同じである。

またeはデカルトが窮極において到達した覚悟と同じ意味であり、図式群とfとは、それぞれカントのカテゴリー論と「もの自体の不可知性」の考えに相応している。そしてまた全体が、フッサールのもっとも深い洞察における現象学の基礎設定と、おそらく同じ意味である。（現象学の問題点については後にふれるが。）

この体験線を見ていると、哲学的言説が時に陥る混乱も、見透せる感じがしてくる。デカルトの二分法《ディコトミー》なるものは今日では批判される。それはよいのだが場《フィールド》の二分極の概念までディコトミーだと思っている人も居る。（これはむしろディコトミーの正反対である。）デカルトのコギト……の方も批判するのが流行で、たとえばニーチェ以来の実在哲学や、ことにフロイトの無意識自我の導入で、デカルトのコギトがゆるがされたとする言説がある。また近くは言語の介在により、フッサール的な「現前」の意味が崩れた、とする言説もある。

ごく狭い具体的な局面で、そうした相剋をみるということはできようが、デカルトやフッサールの真に深い意味での設定が崩れた、と本気で思いこむとすれば笑止である。何故笑止かといえば、そういう人は自分の体験を正直には言っていないのである。体験の本当の意味でそのように言う権利があるのは（もしあるとすれば）分裂病者のみである。（第Ⅲ部参照）この混乱は要するにeとEとの混同に起因する。Eがたしかでないからといって――そんなことはソクラテスの昔からわかっている――すべてに先行するeを否認することはできない。無意識も言語も、発見されればされる程、それはeの下流に組みこまれて、この体験線上の構造（図式群）を豊富にするだけである。それらはEの様相を大きく変えることはあろう。しかしeの左へはみ出すことはない。Eが複雑豊富になれば、eもそれにつれてその複雑性を含みつつ、無限背進する、とも言えるだろう。（むしろそれこそが哲学的労作の果実であろう。）他方eからみて、E、F、f、どこを「現前」というのかは、定義しだいの問題である。

ごく素朴な感覚では、「現前」といえばFのことだったろう。しかしそれが〝そう簡単ではない〟ことをみようとすること（事実そうみぬきつつあること）、それにもかかわらずわれわれは与えられた「現前」群（Fの手前に多数の図式群がみえてくる）を基に出発せざるを得ない、という覚悟こそ「現象学」だった筈である。第Ⅱ部で論ずるが、「言語」（シニフィアン、S）もまたここ――EとFとの間――にわりこんでくる極めて重要な図式の一つである。だからそう意識してみれば「言語」の方がFよりも手前にみえる。これは新たな「現前」としてみえてしまうので、もはや素朴なFの「現前」でなくなるのは当然である。しかしさき程も言ったように、これは「現前」の定義次第のことである。Fが Fなりの意義を失うわけではいささかもない。現に言語が意識されず、Fが素朴に「現前」している瞬間だってりっぱに在り得る。(といっても、この場合も、図式を全部排去できるかといえばそれは不可能である。——たとえば生理的制約などが不可避的、既成のものとして入っているのであるから。即ち素朴な意味で現象学的還元が文字通り可能と信ずるとすればこれは全く愚かである。——私の言っているのはもちろんそんなことではない。他方、たった今も用いた図式の「既成性」ということも、ここで言っているeの先行、ということをおかしはしない、という点を念を押しておきたい。) 私の引いた基準線は、そうしたいろんな具体的場合をみな含んで、そのつど忠実に映し得るように(価値的、方法的偏見などなく)、という意図をもって引かれたものである。

さて、最後に言っておく必要があるのは、「もっとも広義の自我」とは、eからfにわたる体験世界全部のあり方そのもののことである。しかし本書で以下単に「自我」と言えば、既述の図式として位置づけられたEのことを指すこととする。

もっともここまでの議論だけでは、生命の自発性の真の淵源(たとえばそれは物質的に規定されているのではないか? 等)、いいかえれば欲動論の関係が、まだ釈然としないかもしれない。これらの領域をどう扱ってゆくか、は後章でひきつづき追ってゆくことになる。ここらでウォーコップの第二章へ進むことにする。

2　生物学

一個の生きものにとって、生と死との間の識別を試みること以上に価値あるものはない。（中略）

……死とは一つの消極的な意味以外のいかなる意味においても、一つの物とか出来事とか言えないものである。死は生の否定である。その結果として「死」という単語は、生という単語によって何ものかが了解される限りにおいてのみ意味をもつ。

ところで、これを逆にしてみると意味をなさないのである。生は死の否定ではない。私が生きているということをたしかめるために私は、私が死ぬであろうことをたしかめる必要はない。……　（四一ページ）

既に前章でも出てきたように、生と死との関係は『パターン』である。それはたとえば、「富める」と「貧しき」のような普通の相関的な言葉ではない。「富める」を了解するためには「貧しき」を了解していなければならず、その逆も同じである。しかしその関係は両方向において同一である。われわれは「この対《つい》の単語を両方了解するか、でなければいずれをも了解しないか、である。「生」と「死」との関係はそうではない。死は生からの逸脱《デビエーション》である。しかし生は死からの逸脱ではない」。「一つの生きものは、「生きているが-しかし-死すべき」(alive-but-mortal) ものであって、「死すべき-しかし-生きている」ものではない。」とウォーコップは言う。

論理的には、一つの生きものは一つの死んでい-ないものであり、一つの死んだものは一つの、生きてい-ないものである。――それはあたかも、論理的には、一つの開いたドアは一つの閉まってい-ないドアであり、閉まったドアは一つの、開いてい-ないドアであるのと同じである。言語上の形式的な等価表式(推理の段階)が了解の資料としていかに不充分なものであるかを証明する上に、「生きている」と「死んでい-ない」という言葉の論理的等価表式にまさる適例は見出されない。(四三ページ)

「もしもわれわれの活動の全部が合理的、防衛的な(死なないようにするための)ものであり、何かを行おうとする衝動を感ずることのすべてが、われわれの自己保存に資するものであるのならば、その時には、「死んでい-ない」not-dead が「生きている」の論理的等価物であるというにとどまらず、この単語を「了解」するに充分な一つの等価物となることだろう」。……しかしそうした純粋な知的操作においては、了解の何ものかが取り残されてしまうのである。

この章の問題というのは結局次の点である——ひとつの生物学的事実、生きものの行動を説明するとはどういうことか？　それはひとつの理由（reason）を見つける、ということであるか？　ところで君はその理由をどこに探し出そうとするのか？
それはその有機体の諸々の必要《ニード》の中にか？　もし生きものの行動が充足すると見得る何等かの必要《ニード》が見出された時、その時その事実は説明されたとみなされる（のが常である）。ともかくも死なないためには、あらゆる生きものが付与されている生命存続装置（survival mechanism）をば、うまくゆこうがゆくまいが、とにかくはたらかせていることが見出された時に。……？

ところで、われわれがわれわれの聴き手たちにわれわれの説明を論理的にたどってもらいたいと欲する限りにおいて、われわれはこのような説明方法をとらざるを得ないとしても、われわれのうち誰一人として、彼みずからの経験がこの種の説明で十分に説明しつくされたとは思わないのである。実在はわれわれすべての各個人にとっては、或る目的価値を含んでいる。ところでわれわれは、すべて各個別的人間としては、論理的であろうとすることにみずからを局限するごとき説明は、専ら「手段」のみにみずからを局限していることを発見する。誰だって、たとえそれが彼の論理的説明であるにしろ、みずからを「死を回避する一個の物」としてのみ見るものはない。（中略）（四五ページ）

……してみると論理的説明はいったい誰にとって真なのであるか？　集団的にすべての人々にとって真なのだ。ところでそのような人格（安永註――「集団的なすべての人々」という人格）というものはないのだ。（中略）

絶対の客観性という、そんなものは一つもない。あらゆるものの『パターン』は主観的／客観的である。そうして一つの対象物がいかに客観的であろうとも、何らかの程度の主観性は、そのものが仮りにも経験の範囲内に入りくることの必要条件である。（中略）

理由（reason）の内部からは、合理的に考えもしくは挙動するためのいかなる理由（reason）も見出され得ない。

何ものであれ、合目的的な挙動の目的は、合目的的挙動そのものの外側なる或るものでなければならぬ。　（四六ページ）

「互いに異なる観察者の観察が、おおむね大同小異の質的差別と複数性しか提供しないということが、われわれの心のなかに絶対客観性の観念、事物の独立の「存在」の観念を発生せしめるところの一つの事実である」。（言語の共通媒介がそれを支える。）「しかしながらそれは、われわれ人間がすべて大体似たり寄ったりのものであるということの証左となるに過ぎない。」「われわれは死すべきものなるがゆえに、お互いの防衛的活動をも了解するのである。」しかし既に述べ来ったわれわれの論点が確立された以上、「われわれは「生きている」という言葉に、単に「死んでい-ない」によっては被いつくせない何らかの余分の意味（some extra meaning）を認めざるを得なく」なってくる。即ち、「生きものについてのわれわれの思惟が素朴に論理的である限りは顕わにならなかった一つの識別があらわになってくるのである。」その識別とは

生きている挙動 living behaviour と、

防衛的もしくは死-回避的挙動 death-avoiding behaviour ともいうべきものとの間の識別である。

われわれの行動には、そこからすべての防衛的、実用的、もしくは合理的、と考え得るすべてのものを引き去ったとして、なおかつ残るものがあるのである。「われわれは誰でも、自分の行うすべてのことが必ずしも計画立てられ、合目的で、合理的で、抑制《インヒビション》を必要とし、防衛的で死-回避的な——これらはみな結局同じ意味だが——ものではない、という主観的な確実感を味わうことができる。」それはおそらく「他のすべての生きものについても同じである」。「彼らもわれわれと同じく、彼らの挙動の少なくとも或るものは、

合理的に説明し得ないことを認めるものと想像せざるを得ない。」
「何ゆえに君はそれをなすのか?」
「それは、それをしないことの結果が、それをすることの現在の不便不快よりさらに甚しいからである。私は積極的にそれをしたいとは思わない。しかし私は私の予見の能力によって、このことをしないで置くならば、さらに悪いことが身に降りかかることを恐れないわけにはゆかない。」

　このように答え得るのは死-回避行動についてである。それに対して、「時としては、私はそれをするのが好きだ、という以外に何の答えも見出せないことがあるであろう。」

　そうして、そのとき、問い手がもしも、おろかにも、「なるほど、しかし何ゆえに君はそれをするのが好きなのか?」と問いつめるならば、その問い手は次の立場に立っていることを発見するであろう。すなわち、その問い手みずからが気質的に一個の死-回避者であるばかりでなく、同時に了解力においても狭く局限された人間であることを発見するであろう。何となればどうやらその人は、本人が承認しようが否定しようが、およそすべての了解の因子の一つであるところの主観的因子を充分に認容することから生れてくる知性の光りというものを、みずからに対してわざわざ拒否しているとしか見えないからである。問われた動物の場合はどうかといえば、附け加うべき何の理由ももたないであろう。「困ったなァ、ただ好きなだけですよ」と繰りかえすより外はないであろう。この答えもいささか弁解がましい顔つきで、つまり、その動物の知性へのせっかくの挑戦に応ずることのできなかったのはお生憎さまと言いたげな顔つきで。（五〇ページ）

もしその動物が単に素朴なのでなければ、さらにこう答えることもできたかもしれない。

「……あなたに答えるためには、生が何であるかを言わなくてはならないようです。そうしてまた、どうやら、論理と了解との両者を満足させるような仕方では、誰だってそれはできないのではないかと申し上げたいのです。……」（五一ページ）

生物学で用いられる多くの科学的概念、「たとえば組織体の修復とか、変化への適応による存続とか、」あるいは何か哲学的な同語反復とか、そうした言葉をいくら並べても、「私の挙動の、この一つの見本に対する、あなたと私との二つの了解を、弱める」ことにすらなりかねない。「私が」そう「することを好むこの無目的、無用な、説明のつかないものは、その無用性そのものにおいて、生きた挙動というものの一個の見本」なのである。

「一匹の猫は、追われると樹の上に駈け登る。……」という文章で始まるウォーコップの一節は、私にはいたく気に入っている部分であるが、他稿で既に紹介したことがあるので、ここでは省略する。[3]要するに、追われなくても（防衛的必要が何もなくても）樹上に駈け登ることのある猫の行動の、敏捷かつ悠然と自由な、ただエネルギー消費をそれ自体として楽しむかのような、優雅さの活写である。ここにはそれに続く部分を紹介する。

……いまわれわれは、何ら外部の力もその猫をして樹の上に駈け登らせる上にはたらいているのではない、という想定の下に考えている。それではその猫は、樹の上に駈け登る必要《ニード》が生じた場合に巧みに登り得るための練習をしているのだろうか。(中略)それとも、こうした考え方は動物にあまりにも多くの知能を与えすぎるといわれるならば、猫は自己保存のひとつの「本能」をもっている、とか、またその本能が、練習するとか運動するとかいうような有用な挙動を猫に行わしめる理由であるとか言っていいのであろうか。それともまた、われわれは、論理的方法を演繹的に徹底して——この猫はこの樹を速かに駈け登る。何となれば、樹を駈け登らなかったために、あるいは充分の速度を以て駈け登らなかったために、とうの昔に死滅してしまった猫属にこの猫は属さないから、とでも言っていいのであろうか。(五四ページ)

われわれは生きものの或る挙動に、何かの理由が「あるか、ないか?」と考えるより先に、何かがあると信じこんでそれを探そうとする〝科学的〟習慣に陥っていることが多い。了解する、ということが、ただ「ための理由」を発見する(つまり予言し得る)ことのみであるとするこの観念は、実は「いかなる問題の了解についても妥当しないばかりでなく、生物学的な問題においては明白に謬《あやま》っている、」とウォーコップは言う。それは死者の考え方をもって生者を考え、最も遊離的、客観的な考え方が思惟型式の最上最純な知的方法である、とするところの錯覚である。

問題は「この二種の挙動（生きている挙動と死－回避の挙動）のうちいずれが根源的であるか?」ということである。ウォーコップが、生きている挙動の方が根源的である、と言うからといって、「そのために防衛的挙動をとるに足らぬとか、不必要だとかいう意味で言おうとするのではない。」そんな風にしたら「われわれはたちまち死滅するに至るであろう。」ウォーコップは次の意味でいずれが根源的であるかと問うているのである。「――いずれがそれみずからのための活動であり得るごとき挙動なのか、従ってもう一つの方は、前者に対する手段であるごとき、一つの目的（のある挙動）として認定され得るか?」

この問いに対する答えが本章のもっとも端的なる要約である。即ち、「死を回避することと（防衛的挙動）において、実はわれわれは生（生きた挙動）の休止を回避しつつあるのである。それゆえに目的は生きた挙動であり、防衛的挙動はその手段である。」

もしもわれわれが、防衛的挙動にわれわれのエネルギーを少しも消費することなくしてわれわれの生を保有することができるものならば、われわれはその道を選ぶであろう。われわれがいやしくも合理的に考え、もしくは行動するのは、それが一つの存続－必要

(survival need) なるがゆえに留まる。もしも必要がそのすべを教えてくれなかったらば、われわれはおよそいかにして合理的に考え、もしくは行動すべきかを知らないであろう。——冗談にもわれわれは、面白半分の知的遊戯さえもできないであろう。(六〇ページ)

「一つの生きものは、いやしくも生きた挙動し得ないならば、防衛的に挙動することさえもできない」であろう。

一匹の小猫が一切れの糸を弄んでいる時、その猫について語るべき生物学的な事がらとは何であろうか。普通の見方は次のごとくである——小猫は本来的に鼠を捕えるものなるゆえに、その糸切れを一匹の鼠として取り扱っているのである。(中略)ところでこの見方を逆にしてみる。その時そこに、この問題の正しい説明が生れるであろう。一匹の猫は根源的には、一匹の「鼠を-捕えるもの」ではない。一匹の飢えた、必要《ニード》にせまられた、死-回避的なるものではない。根源的にもしくは本質的に、それは一つの生きものであり、それが鼠に関心をもつのは、鼠が糸切れやその他、床の上を時々動く小さな事物に似ているという限りにおいてである。一匹の猫が鼠を捕えるのは、猫の生きた挙動が、かんたんに鼠の捕捉に適応し得るものであり、従って鼠を捕えようとする一つの必要《ニード》(飢え)が生じた時にそのように適応した、というまでである。それが鼠を弄ぶのは生きた挙動である。一切れの糸を弄ぶことが生きた挙動であるのと同じである。し

かし猫が鼠を食うことは、一つの必要《ニード》に応ずる防衛的挙動である。（六一ページ）

即ち——「すべての防衛的挙動は生きた挙動の適応されたものである。」

「広く流布された考え方であってその不可解性が一般に認識されていない考え方がある」とウォーコップは言う。それは、「一つの生きものが生存に適応する能力は、その必要がただ存在するというだけで、全面的に説明し得る、とする考え方である。あたかも生が死によって説明されるかのごとく。」これはダーウィンやウォレスが、種の存続についてなした説明が「謬《あやま》って種の各個員の挙動を了解するに必要なことの全部を提供するものと想像されているのである。」

それでは「種」（species）と個員、あるいはもっとひろくおよそ「類」（class）と個物との関係は？　これを一口にいえば次のようである。「類」とか「種」とかの属性とみなされる性質とは、「とりもなおさず、それに注目することに実用価値があり、」「合理的もしくは合目的的な精神状態からいえば、どうしても勘定に入れなくてはならないものであるゆえに、それらは結局いわゆる「ほんとうのもの」の性質、と見られるに至ったものである。」個々の成員のもつ「その他諸々の性質は、それらを認識しても死すべき人間が普遍的にもつ必要《ニード》に対処する上で何の手助けにもならぬから、という理由で以て、部類名がもつところの権威というものをその背後にもたないのである。」しかしもちろん、根源的順序からいえば、個々の事物の「諸々の性質についてのわれわれの了解知識が、その抽象としての各「類」を決定するのであって、各「類」がそれら事物の諸々の性質に関するわれわれの知識を決定するのではない。」――この「類」や「種」と、「個」との関係は、よく「全体」と「部分」の関係と混同される。(実は場合によっては同視してよい時もあるのだが、右のように本来的にはちがうものである点は注意を要する。)かくしてダーウィン的な「種」とは、一つの死滅してい－ない(にすぎない)種のことである。

さてウォーコップは、全編を通じて、随所に言語の役割に関する見解を示しているのであるが、この章でも末尾の相当な長さをそれに当てている。要するにウォーコップが口をすっぱくして退けようとしている普遍的な「誤解傾向」の源は、言語の役割への錯覚に基くことが多い、とするのである。一つのものの諸性質を、その名称とは独立に把握することにおいて成り立つ了解が主観的了解である。それは感ずるということである(feeling)。それは論理的了解に依存しない。

いま論理的了解(logical understanding)といったがこれすらが、常に事実上主観的／論理的である。言語上の二つのまとまりが、われわれにとって質的意味をもたない限り、意味の点でその二つが(量的に)等価であることすら、われわれは解することができないからである。(にもかかわらずわれわれは、言葉のもつ量的等価の性質のみに眩惑され、それが絶対客観であると思いこむのである。)

章の最後にウォーコップは、言語あるいは合理的知性のもつ危険を三項目にまとめて注意を促している。

分類化 classification　一つのものを一つの部類にはめること。そうしておいて、ひとたびそのものが一つの部類の一員であることに衆目が一致した時、そのものの名称はいまや不完全 incomplete の意味と成りおわったことに気づかないということ。

推論化 ratiocination　その不完全の意味をば他の諸々の言語上のまとまりと等価づけ、そうして同じく不完全な意味をもつべく合成された他の諸々の言葉をどこまでも順々に代置することによって、論理的真をもつ一つの命題に到着すること。(その不完全を忘れること)

にせもの化 falsification　一つのものは、それが論理的に呼ばれるところのもので「ほんとうに」ある、と言い張ること。そうして、それを「了解する」とは、そのものについての諸々の論理的命題を了解することだと思いこむこと。

〔間奏 2〕 豹の視点

――原投影、ホモ・イミタンス――

あまりに「人間本位（生物全体をみない、という意味で）」な哲学思想には、どこか抵抗を感ずるところがある。ウォーコップが例につかっているせいもあるが、みまわすとわが家の附近にも何匹もの野良猫が闊歩《かっぽ》している。息子は猫が嫌いなので、猫が庭を横切る姿を見かけるたびに、こまめに縁にとび出して、シッと叱声をあげながらにらみつける。猫はおもむろに歩みをとめ、いくらか背をまるめてしばらくじっとこちらを見返している。この間《かん》一〜二秒、ついで脱兎の如く駈け去る猫もあるが、こちらの様子をうかがいつつも、悠々と歩み去る豪傑もいる。この間《かん》無言の交流《コミュニケーション》がゆきかい、猫にも感情も〝猫〟格もある、としか思えない。

先日美学者増成隆士氏のおもしろいエッセー(5)を読んだ。それはスポーツ・カー（それも「気恥かしいほど」生《なま》の姿をした挑戦的スタイルのスポーツ・カー、マツダRX-7）の低い、やわらかいシートに身を沈め、ブルブルと震動とともに走り出すと、アフリカの原野を疾駆する野性の四足獣の感覚を味わうことができる、という話である。

（これはもちろん、視点が直立歩行時より低くなること、四《よ》つ肢《あし》になぞらえられることが関係している。バイクでは構造上どうしても馬にのった騎手の感覚にしかならない。スポーツ・カーではこれと異なり、自分自身が、たとえば豹になった、と感覚することができる。）

たまには人間を少しはなれてみたいのだが、本書の初頭にひいた神（あるいは鳥）や蟻ではちょっと人間から離れすぎるので、この魅力ある豹にでも同一化すれば、少しは生命の本源たる新鮮な感性、身体感覚がよみがえってくる、というものだろう。

ところであらためて思うのだが、人間はどうしてこんなに、いろんなものに「なってみる」こと（即ち同一化）ができるのだろう？　何も動物にだけではない。人間は、どんなものにでも「なってみる」ことができる。任意の物体、机にでも、星にでも、塵の一片にでも。（人類の範囲――異性、老人、子供、外国人、等々について可能なことはいまさら言うまでもない。）私はこれを実に重要なことと考えている。このような同一化は、実は意識的な「まね」だけに限られるのではなく、無意識的、普遍的に生起しているのである。抽象的なものにすら同一化できる。たとえば、全体／部分という『パターン』を了解できる、と言う時、私のｅはその瞬間その「全体」なる状態に同一化しているのである。

ここで『パターン』という概念が、Ａ／Ｂという形に一般化できたこと、換言すればいろいろな『パターン』のカテゴリー対《つい》はその点平等で、そのどれかが特に特権的な位置を占めていない、という点を想起してほしい。とはいうものの「唯一の要請」としての「われ」としてさかのぼりきったもの、即ちeだけは、基本として置かざるを得なかった。ただ狭義の自我が意識上で問題になっているのでない場合、つまり他種の『パターン』が意識に現前している場合、基本線との関係はどうなっているかといえば、eがそのつどの『パターン』A内容と同一化している、と理解してよいのである。

もっとやさしいことを言えば、普通の自然な精神状態では、われわれはe-Eの落差は意識していない。即ち、eは落差をとびこえてEと同じ一点になっている、という体勢をとっている。さらには或る対象を知覚し、そこに注意集中している場合、e-Fの落差もまたとびこえられてFと同じ一点になっており、即ちeはFに同一化している、と記述してよい。(もっとも後——第Ⅲ部——にも詳論するように、すべては「表象」空間内での進出、同一化である。)

このように、「体験」のある限り、eはその基点として何にでも(あるいはどこにでも)同一化できる。もとよりこれは、心理学でいう狭義の投影《プロジェクション》なるものから説明されるものではなく、逆に諸々の投影は、この基本機能あってその上ではじめて可能になるのである。それ故eのこの性能は「原投影」と名づけ得るもので、その意義は既に前著でも述べておいた。[6][7] これはeがいろんなところに「憑依」するのだ、と表現することも可能であろう。（のちに論ずる分裂病現象に関する理論的概念、「擬憑依」は、これと全く違った概念である。）

「原投影」の重要な意義は、次章以下にも論ずるが、ここでは、このような同一化機能は人間だけにしかないのだろうか、ということを考えてみる。

私には、どうもこれが非常に深いレベルでは、動物〜生命体にひろく伏在しているような気がする。もちろんサルや九官鳥など、「まね」る動物は居るがそのことだけを指しているのではない。

環境に応じて体色をかえる動物が居る。あれは〝敵にみつからないため〟という「説明」だけでよいのだろうか？ 学問的には何種にも分類されているがあの不思議な「擬態」の現象。もっと根源的には、光の物理的性質とかくも不思議に対応した眼《め》、をはじめ肉体的器官の形成。さらにはベルグソンの指摘をまつまでもなく、まるで自然があれこれと抵抗にぶつかっては工夫しているとしか思えない、進化と変異の不思議。それらは「分子進化の中立」説を始め驚異的な遺伝子科学の発達によっても、なお解消されうるものではないのである。

それはともかく、人間において最高度に発展し、精神機能の範囲ばかりでなく、具体的

（身体的）にさえまねること（身ぶり、扮装、場合によっては偽装）のできるこの能力を浮き出させるべく、ホモ・〇〇というのを考えたくなった。ラテン語にくわしい中井久夫氏におたずねしたところ、「まねる」は一般的にはホモ・イミタンスがよく、ミメティクスだと外形的に、演技的にまねる、というニュアンスであろう、とのことであった。それで当初イミタンスとしようとしたのであるが、考えてみると、外形的にまで自在に模することができることの方がむしろ人間だけの特徴のような気がしてきた。かぶと虫（に意識があるとして）、彼にとって外界知覚との同一化はあるかもしれないのだが、まねて形をかえることができないのは確かである。保護色でかくれ住む擬態生物の場合も、そのレパートリーは一つしかない。人間だけが、意図的に同一化を行い、方法として「まね」をつかう。欲望として、娯楽として、呪的身ぶりとして、はたまた実用的な試みとして。諸機械の創出すらも、広義の「まね」機能の応用と見得る。――それ故ここでは、ホモ・ミメティクスの称号を人間に捧げておこう。（今述べた意味では、知性《サピエンス》ある動物、道具を使う《ファーベル》動物、さらにはしゃべる《ロクエンス》動物の諸定義のいずれをも、ミメティクスの傘下に含むことができる。）［新版註］

この原投影についても、心理学領域に応用するとき一そう詳しい考察が可能で、それを次章で引きついで行うが、ここで、欲動論の問題点提示をもしておくことにする。

人間の自発的な一般欲動というものが、根本的には無・合理なもの、と理解されるべきものだ、ということは、本章で詳説されたところであるが、これは欲動が研究、分析され得ない、ということではない。心理学的にも生理学的にも、それは今後なお、いくらでも分節され、いろんな条件、事情が明らかにされ、つまり構造的理解が深められてゆくことであろう。ただそうして得られた諸差別は、やはりeの下流に（しかし通常のEよりは上流に）置かれ、然るべき位置を占める。それが欲動の了解／説明であって、それは始めからもっと下流にある対象図式の科学と変りはしない。これが第一の点である。

現に今漠然と欲動と呼んだものは、たとえば既にフロイトによって、狭義の純生物学的エネルギーのレベルであるところの「欲求」、性愛的な資質を引き入れ、心的であると共になお甚だ生物学的である狭義の「欲動」、純心理的レベルに属する「欲望」の三段階に分節された。（ラカンもこれを踏襲していて、フランス語の方が今日では身近かになっている。即ち besoin, pulsion, désir である。）しかしこれらについても、さらにウォーコップ的な分節観点の適用が可能、また必要であると思われる。たとえばもっとも卑近な欲動である食欲や性欲についても、それが一次的には、無・合理で「生きた挙動」であることはよいとして、「死－回避」、合理型の要因も随時混合しているのであり、すべての挙動は生きた挙動／死－回避挙動の『パターン』をなす。その具体様相はそのつど把握し直す必要がある。ただこれをめぐる議論も、次章の考察を経たのちに、再度とりあげる予定である。

「新版註」 上述のように、本書初版においては「擬態」の欧語にもなっている語幹ミーム…を生かし、ミメティクスを選んだのであるが、いささか皮肉が効きすぎるような感じもある。それと本来ギリシア語であるこの語は（形容詞形でミメティコス）、どうしても正確にはラテン語にうつせないこともわかった。そこで改版を機におとなしく元へもどし、ホモ・イミタンスに改めることにした。この点初版の読者にはお詫び申し上げる。要するに人間のまねる能力は狭義、広義、外形、内面、いずれの局面についても、全生物界において冠絶している、ということを言いたかったわけである。

3 心理学

快 pleasure

快の定義を大ざっぱにいえば——生命的エネルギーの発出量に伴う感じ、といえよう。

この定義は大ざっぱである。ある一つの重要な条件づけを欠いているからである。その条件とは——そのエネルギーが防衛的な意味で発出されつつあるの̇で̇は̇な̇い̇場合に限って、ということである。もしもそれが防衛的な意味で発出されつつあ̇る̇場合には、それに伴う感じは苦痛かもしくは恐怖である。（七四ページ）

この章は前章で分別した生きた挙動と死・回避挙動の観点を、一そう具体化すべく書かれているといえる。

念のため言うと、今の「快」の定義は、快の放出モデル、ともいえる。というのは、快の蓄積モデルというのもあり得るからである。日常生活からすぐ思い浮かぶのはたとえば満腹した時の喜び、お金のたまった貯金通帳を眺める快感、今までできなかった鉄棒の蹴上りができるようになった時の快感（能力の獲得）、などがある。

しかしよく考えてみると、これは直接の快のそのものズバリではなく、むしろその準備ができた、という予備的快感であって間接的である。あるいは極めてじりじりと、ゆっくりと僅かずつ放散しつつある「状態」的快感である。（後述するように、だからといってこの快が小さいとは限らないのだが。）直接的定義としてはやはり放出そのもの――食物を噛みくだきのみこむ瞬間、金ならばつかってしまう瞬間、鉄棒ならばもう一度蹴上りをやらかす瞬間の放散感覚をば、本来の快としておくべきであろう。（これはたとえば、永久に金をつかうことのない金持ち、といった逆説的事態を考えてみたらわかるだろう。）ちなみにフロイトの欲動論でも、放出モデルになっている。

物質 matter

ところで心にとっての物質の役割とは何であろうか？

エネルギーを消費するといっても、それを消費する基盤となるもの、もしくはその対抗物となるあるものがない限りはそれは不可能である。そのあるものが物質である。

それゆえに物質とは、あらゆる人格にとってあらゆる出来事（event）がそれにまで分解される二つの因子の一つである。その出来事が快であると苦痛であるとにかかわらない。

或る一つのたのしい出来事とは、その出来事において、物質がその生きもののエネルギーを消費し得る口実もしくは方法として使用されつつある出来事のことである。

或る一つの苦しい出来事とは、その出来事において、物質がその生きもののエネルギーを何か防衛的作用において強要しつつある出来事のことである。

それゆえに、物質は二つの象面をもつ——第一に、すべての苦痛な経験の作因(agent)として、そうして第二に、すべての愉《たの》しい経験の、消極的(passive)ではあるが不可欠の条件として。　(七四ページ)

一つの出来事 event の構造

Aを以てエネルギーの発出を表わし、Bを以てそのエネルギーの消費される基盤を表わそう。その時Bは、それがその生きものにエネルギー消費の方法を提供しているにしろ、あるいはエネルギーを強要しているにしろ、それは物質である。　(七五ページ)

そこでウォーコップは、あらゆる生きものに対するあらゆる出来事をABという一つの略号であらわす。(私が第1章で定義した『パターン』の両因子の記号A、Bとは、ウォーコップ原典のこの箇所からとったものである。)そのあり得る一連の種類が、図I-5のように示されている。(これは直観的にわかりやすいが、論理的には不十分である。その点は間奏3で補充する。)

防衛的必然によってエネルギーが強要される場合には、エネルギーはその必要《ニード》に比例

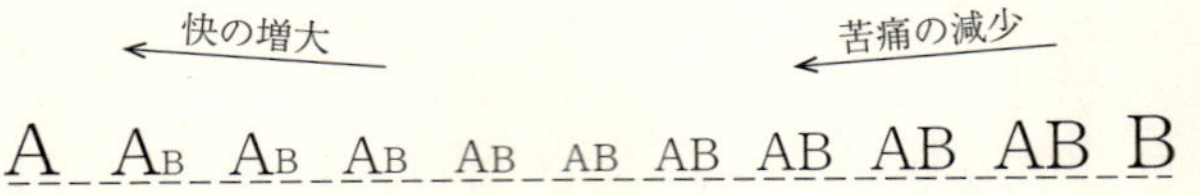

図Ⅰ-5

するのであって、その必要を越すということはない。図表（図Ⅰ-5）の右側のあらゆる出来事においてAとBとが同じ大きさであるのはそのためである。必要《ニード》が増大すればそれだけ防衛的エネルギーの発出量も増大する。経験を構成するいかなる出来事においても、AがBよりも小さいことは絶対にあり得ない。何となれば、もしも小さければ、その形で図表される出来事というものは、エネルギーの発出量が存続の必要に応じ切れなかった場合、刺戟に対する反応が不充分であった場合――換言すればそれは死の場合に外ならないからである。（生体器官の局部的場面だけについていえば、その局部機能の破綻――傷病状態と思えばよい――安永註。）　（七五ページ）

「たのしい出来事とは、エネルギーの発出量が必要を越えた場合の出来事のことである。それが必要を越える程度に応じてその出来事はたのしいものとなる。」（と、原理的にはいえる。）実際的場面では、楽しさは動機のあり方の如何によっても変るから微妙ではある。最初の動機が死-回避であった場合、それをいつまでも引きずっていては楽しさは自覚できない。しかし多少ともAがBを越えるならばこれを楽しさに変換することは不可能ではない。逆に最初の動機が生きた挙動であった場合、しばらくAB（ほとんど余力なし）の状態が続いてもなお楽しくあり得る。しかしあまりにそれが長く続けば、それは苦痛に変ってしまう。

原理としては右に尽きるが、これをウォーコップがいろいろの例で示している部分はおもしろい（たとえば日曜大工と職業的大工）。また子供は本来生きた挙動のかたまりのようなものであるから、ここでもいろいろなその純粋な実例を提供してくれる。

一人の小児は本来的に破壊的である。小児は物を壊すことが好きだ。わずかに少数の場合に限って、その破壊は無器用とか、建設性への努力の中途はんぱな挫折とかいう理由によるのみである。またその破壊の大部分は、好奇心ということによって説明することもできない。われわれが子供の時分に、窓の破れた古い一軒の空屋を見つければ、われわれは、ここぞとばかりに、何でも投石に敵対し得ないとにらんだものに向かって石を投げかける。われわれは石が窓に当ればどんなことが起るかを発見することに好奇心をいだいているのではない。また、われわれは、いかにも子供らしく、何かを建設しようとして誤って失敗したのだと言うこと（それも馬鹿げてはいるが、現代の多くの心理学ほどには馬鹿げてはいないであろう）も同じく馬鹿げたはなしであろう。見やすい事実は、われわれは窓を破壊したいというだけのはなしである。（八五ページ）

いかに破壊したくても、破壊するものがなければ行動はできない。投石する石、対象の窓。エネルギーの源の方はといえば（うずうずする肉体）、身体の中の物質が、その運動基盤を支えている。これらが生きた挙動においても必須な「物質」の役割であることは先に述べた。

理論的には、生きものの心理学のためには、彼らの予測能力、というものを勘定に入れざるを得ない。これは既に今までにもちょっちょっと出てきているテーマであり、十分な議論はさらに後章（特に「感覚」の章）で行なわれることになるが、ここではその予告となるべき次の文章に注意しておこう。

（生きものの）存続装置とは、その生きものが、その知能の程度に応じて、その生きものの死の徴候（原因）、あるいはその徴候の徴候……であるような或る出来事の地点において行動を起す能力から成り立っている。生きものは出来事の以前に「前もって」、つまり、どこか比較的に刺戟の軽い地点、同時にそれは反応するに比較的に強い（敏感な——安永註）感性（知能は窮極的には感性である）を必要とする地点において防衛的行動をとる。かくして出来事、死をば「将来に」お預けにするのである。（八〇ページ）

挙動においては合目的的 purposeful ということは合理的 rational ということと大差はない、とウォーコップは言う。「起源においてはすべての合目的的な挙動はもろもろの回避の行為から成り立っている。」エネルギーの発出には常に「予見」ということがつきまとっている。それは、「その挙動に出ないと事の結果が一そう悪化するであろう」という予見である。悪化とは、その地点では（今の防衛よりも）恐らく一そう多量の防衛的エネルギーを費すはめになるだろうということである。たのしいことの計画という場合であっても、その計画の合理的部分とは、快の達成のために不可避な諸々の過程部分の防衛エネルギー部分をできるだけ少なくしようという経済性にかかわっていることはいうまでもない。（ここでエネルギーといっているのは、単に量の大きさなのではなく、B側については、生きものにとっての防衛要求の意義の程度をあらわす。同じくA側の生命的エネルギー発出についても、本来質的なものであって、「何もヴォルトとか、エルグとかいうような、客観量的比較の言葉で完全に表現し得るものを意味するのではない。砒素の過量服用から回復する場合に消費される生命的Aエネルギーは、一トンの石炭を二階に運ぶ場合に消費されるそれよりもはるかに大きい。しかし物理的エネルギーを比較するために使用される用語で表現するならば、恐らくその場合はこの逆になるであろう。」）

愛と怒り

この章でもっとも注目すべきテーマは「愛」と「怒り」である。

愛とはウォーコップによれば、「非・我であったはずのものが徐々に多少の程度に自我になり……つまり対象が次第次第に対象としての象面をば喪失して、その対象物の安否がかえってその主体の安否と合一する方向に接近してくる」ような状態である。

ウォーコップがそう言っているのではないのだが私風に規定すれば、前章の間奏で述べた同一化の方向へ、防衛の懸念なしに直進しようとする状態のことである。(以下しばらくの文章は私の註釈)

従って、快の規定であるエネルギーの無目的放出ということと完全に同じとはいえないのだが、基本的には同じ方向である。起源がAエネルギーの十分な余剰であり、それが無目的にそこへ向かうというところは全く共通だからである。

ただ、唯の快なら破壊でもよいのだが、愛は破壊を指向しない。いましがたウォーコップが言っていたように、対象は「ほとんど自我の代り」になるのであり、ほとんど体験の「原点」化される。言いかえれば先験的自極と相手の(自分に了解された)自極との間隙は無限にゼロに近づこうとする。(このようなことが可能なのは、前章で述べたようにeはどこにでも原投影、憑依してそれを新たに『パターン』化できるからである。)

つまり愛とは、単純な快が一段階留保を受けた、その前段階である。ダムでせかれた河流がそのエネルギーを増すように、その喜びがいっそう大きくて持続するのはそのためであろう。

ここまでの議論だと愛の（同一化の）向かう対象は物でも人でもよい。だが一般には愛は人格ある他者へ向かう。しかもその喜びの最大のものは異性や家族に向かう。これはどうした事情か？

われわれは、われわれ自身とあまりに違う対象には愛をもちにくい。（不可能というのではない。しかしそれができるのは、A余剰がよほどたっぷりとある場合であろう。）われわれ自身によく似た他者には、原投影が極めてしやすい。生れて以来の他者との交流が、極めて大きな影響を、われわれの心理図式形成に及ぼしているのは言うまでもない。仲間の居るのは無条件に楽しいものである。将棋だって、一人で指すのはつまらない。他方、もしも他者が完全に自分と同じ（といっても身体が異なる以上他性が皆無ということはあり得ないが）という場合も、愛の渇望はもちにくくなる。この場合自我は、同一化しても、もとの自我を拡大ないし補充し得る要素がない。いわば同一化のし甲斐がないからである。

つまり自我とあまりに違っても、またあまりに同じでも、愛は生じにくくなるというジレンマの中間で、もっとも強烈な愛が生じる一点があることになる。自分とほとんど似ているが、わずかに違い、その違いにおいて自分との相補性があって、即ち合体すれば、もっと大きな、もっと理想的な新しい存在形を味わうことができるような対象に。

ここまでは私の註釈であるが、ともかく愛についてのウォーコップの記述は読むこと自体がたのしい。

赤ん坊はその母親にとってほとんどその母親の自我である。赤ん坊に対する母親の心づかいが直接的で、没批判的で、比較操作ということとは没交渉であるのはそのためである。もし赤ん坊がうれしそうな顔を見せれば母親はうれしい。もしも君が母親に向かって、何故赤ん坊がうれしいことがうれしいのかを訊《たず》ねるならば、母親は何と答えるだろうか。彼女にとっては、赤ん坊は彼女が互に関係づける種々雑多な対象物のうちの一つというだけのものではない。もしもそうだったら、それらの関係がすなわち君の問いに対する答の資料となるであろう。（比較操作の対象にでき、その優劣を理由になし得るということ。——安永註）そうでなければこそ、彼女の答はざっとこんな程度のものとなるであろう。「どなたでも、うれしいことは、嫌《いや》なものじァありませんわねえ。」（中略）（九〇ページ）

本来愛と呼ばれるものはみなそうした性質のものである。それは義務とか、公共善とかいうものとは何のかかわりもない。君の隣人を愛することは、彼を君と同様に、もしくはほとんど同様に愛することである。そんなことは不可能だといわれる充分な理由はある。しかし愛がそういうものでなければそれは愛ではないのである。君は彼を、君の非・我として愛することは、確実に不可能なのである。（九一ページ）

さて、怒り rage の方は何にてもあれ、生きた挙動に邪魔が入り挫折する時に伴う感情である。——物質なり他人なりがこの邪魔の作因としてあらわれる時、われわれはそれを必然的に「対象」化する。(自我から分離し、遊離された距離におく。)当然それは愛とは正反対の態度となる。この〝邪魔〟は撃破、抹殺されなければならない。

しかしなお、ここで生じてくるジレンマを述べなければならない。それは根本において完璧な愛=同一化が不可能なことによる。Aは大きくなり、Bは小さくなり……ほとんど消えなんとする。しかし既に『パターン』の根本把握において述べたように、純粋なAなるものは存立し得ない。(理論的極限として、それは体験を全く形のないものにしてしまう。)

性愛の例をとろう。

正常な普通の人間の生きた挙動において、多量の生命的エネルギーが極めて短い時間に、全く何の目的もなく消費される瞬間というものは、射精作用(性的絶頂 sexual orgasm)の右に出るものはない。この章で快と自我とについて語られた言葉の意味に照してみて明らかなように、この射精の出来事における積極的な感じはその強度において無二であり、かくして子供への愛よりもさらに強烈な愛の発展への条件を提供する。

(九一ページ)

しかしその強烈な、絶対主観（に最も近づいた）瞬間、対象性もまた、現われるのが容易になってくるのである。というのは理の当然として、喜びのためにもB因子はなくてはすまないし、量的には僅かなB因子も、頂上に近づいた質的喜びの対立者としては、強烈な形で立ち現われざるを得ないからである。（恋人の主体とは同一化しても、その肉体は、あるいは彼女の僅かな心理的抵抗は、B因子として残っている。）このように、生きた挙動の窮極目標に「いま一歩というところまで進みながら、その地点において差し留めを食うということは、極めて大きい打撃でなければならない。質的な意味では、恐らくそれはすべての打撃のうちの最大のものである。（死は量的には最大の打撃である。）かくして射精の瞬間に接近した各瞬間において」、B因子がなお揺曳出没しつつあるのに応じて、主体の態度は愛と怒りとの間を烈しく動揺するようなことが起る。愛の行為と対象撃破の行為とが、交互に反復されるようなことが起る。

もっと一般的に考えれば、快の行動においても、あまりにB因子が小さくてはかえっておもしろくないのがふつうである。Bの手がかりが乏しければ、結局Aも充分には高まりにくいからである。またBが続かなければ、いずれにしろ快のエネルギー発出は一瞬にしてすんでしまう。これに物足りなく思うのであれば、強いてでもBをふやして、それをのりこえるAに快感をおぼえ、またBを恒常的に設定してAの快感を持続的にするというようなことが起る。（一瞬で終る強烈な快の代りに、多少強烈さでは劣ってもその快を長びかせるという行動。）

サディズム・マゾヒズム

かくしてB因子（対象性、物質性）が快にとっては敵であると共にそれを高める材料でもあるという逆説から、たとえば性愛の領域でサディズム・マゾヒズム、といった現象も起るのである。「マゾヒストが苦痛を好む、というのは説明の謬《あやま》りである。われわれは誰も苦痛を「好み」はしない。」もしもA（即ち愛）が小さいか、Bがあまりにも大きくなれば、「その出来事はさしもの徹底的マゾヒストにとってさえも真に苦痛なものとなるであろう。」

もしも君が殺されようとしている場合には、君の最後のカロリーは防衛に消費されるのであって、悦ばしきまでに無目的なエネルギーの発出には費《つか》われないであろう。同じことは自殺にもあてはまる。その当人が死んでしまう前には、彼の生命力の最後の単位は——彼のはじめの（つまり死からの合い間《ま》が大きかった頃の）意図とは矛盾して——実は、生きんとする苦闘に消費されてしまうのである。（九七ページ）

サディスト、マゾヒストのしていることは、愛の極致の近づく時、うすれゆく対象性に一たん停止を命ずるということである。その相互緊張がダムの効果を生ずるのであるが、サディズムが男性の方により普通であるのは、攻撃、合理、死－回避への過度の執着が常日頃から男の性《さが》であり、そうした挙動から合成された禁抑、距離とり、小出しの習慣からして、実在のうちに含まれているその他のものへの直接評価の能力において女性よりも劣っているからである、とウォーコップは言う。しかし迂路を通るとはいえ、極致が愛に終るならばそれは愛である。破壊のみに終るならばそれは愛ではない。その場合は愛の意図が失敗した怒り――その相手が他者のA的自我であるからこの場合は「憎悪」と呼べるが――が愛を凌駕するが故に、真に錯倒とみなすべきものである。

サディズム、マゾヒズムという言葉は起源として不運 unfortunate にも、アブノーマルな域のものに由来するが、その根底は物一般に対するわれわれ人間の態度に外ならないとウォーコップは言う。その意味はおおむね既に述べたが、私の補足として、関連する別の例を出そう。たとえば食欲――食べる快は一次的にはエネルギー放出の快であることは快一般と異ならない。われわれは食べものを嚙み砕き、唾液でうるおし味わい、食道へ押しこむ。それは胃へと下《くだ》って行って内臓を内からじんわりと押しひろげる。その全段階エネルギー放出ならざるはなく、その快感にこそ食べる楽しみがあるのであって、「生きるためには食べなければならない」（死－回避）ことに快があるのでは決してない。――しかしどなたもご存じのように若干の空腹、即ち欠如（字義通りの need, besoin）がある時、いわばそれに弾《はず》みをつけられて、快は極大値に達するということがある。されば最上の食通《グルメ》は、適度に腹をすかせてから賞味にかかるのである。（適度に、であって、決して極端に、ではない。）

性愛の場合は生理的には、無・合理の放出ということがもっと理想に近い形で機能する。しかしここでも似た事情は存在し得る。適度の禁欲は快を爆発的に高めるのである。これに対して過度の禁欲は、快の能力を使いものにならなくしてしまうか、あるいは本当にアブノーマルな反動を結果するに至るだろう。（社会学の章参照）

心理学の領域は広大無辺であろうが、さしあたりウォーコップの言いたかったことの要旨は、以上の如きものである。子供は本来生きた挙動のかたまりといえよう。長ずるにつれて彼は分別《ふんべつ》を、合理を、習いおぼえる。幼年時代の、強烈な快と強烈な恐怖の迅速な交代の代りに、そこそこの快となし崩しの小さな恐怖、「道楽よりも先ず商売、」無目的な快よりは「もっともらしい理由」good reason という次第になる。ことに文明人であればあるほど。時にそれが、人間の本来的な自我を、純粋Aの「面影もとどめぬまでに」修正してしまうとしても、そうした彼自身が「何を信じ、何を語り、」またひとが、社会が、「何と言おうとも、」それにもかかわらず人間は、本質的には一個のA的自我であり続けるの

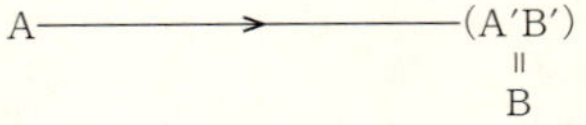

図I-6

である。

〔間奏 3〕 I am Heathcliff!
——汎我論、他者鏡、ファントム距離——

独我論 solipsism の問題とは存在しない。——少なくともサルトルが問題と感じたような形では存在しない。対象を不要とし、他者の了解を（原理的に）不可能とさせるような独我論的立場というものは、そもそもとることが不可能だからである。B因子のない『パターン』はない。「他」性のない『パターン』はない。具体的にはわれわれの認識は、その個々のBをさらに『パターン』化して体験する。それはわれわれが見る物やら他者やらが、それ自体まずA／Bの構造をもつということである。（これにダッシュを附してA′／B′と記号化すれば図I-6の形となる。）A′は、Aが同一化するので（原投影）、それは新たな主体として体験される。それ以外に体験の始まりようがないのであれば、むしろわれわれは汎我論の立場しかとりようはない。[6][7] これは「独我論問題」の、いわば根源的論理性レベルにおける解決である。

これは通常の、合理的に習慣づけられた考え方を逆転する必要のあることを意味する。

他者の中に、いかにしてその主体性を了解するかが不思議なのではない。本来の体験形態においては対象ことごとくが心をもつ、と言ってよい（幼児にみられるアニミズムとは体験可能性の基盤である）。ひとは客観的「物」なる概念を始めからもっていたのではない。「物」がいかにして「物」であるか、つまり主体性ある存在とみなさなくてもよいかを、長ずるに従って経験が教えるのである。それはむしろ便宜的、二次的、合理的な認識にすぎない。本質的に不確定なのはこちらの方であって、物の「物」性とは程度があり、移行的であり（たとえば昆虫や動く物体などに対して）、それにも若干の主体性が絶対ないと確信することは、むしろ決してできないのである。

「人間」に対しては、経験はもちろん相手にも主体を認むべきであることを教える。しかしこれは「他者」のことごとくを了解できる、などということでないのはもちろんである。「他者」の中には当然一般「他」性としての抵抗と不可知性が含まれている。だからこそ他者を了解しようとするには努力を要する。現にそのための方法論をこそ論じているのだから、あまりに当り前の話なのだが、時に議論が混乱するのでつけ加えた。哲学的「他者論」には甘口のと辛口のとあるが、それは実用的問題であって基本論理の相違ではない。

「愛」はもとよりこうした意識の本性の延長上にある一つの極致である。それにしても人間経験の中で「死すべきもの」とからみつつ、愛のもちうる深い重味を、決して甘たるい美化でなしにえがいた文学的表現として、『嵐ケ丘』のキャサリンが語る言葉に代り得るものはなかなか見出せない。

……リントンに対するあたしの愛は森の枝葉のようなもので、冬が来れば木の姿が変るように、時がたてば変ってくるということは自分で分っているの。ところが、ヒースクリッフに対する愛は地に埋まった永遠の巌にも似て、目に見る喜びは少ないけれど、なくてはならないものなのよ。ネリイ、あたしは即ちヒースクリッフだといってもいい位なのI am Heathcliff! 彼は常にあたしの心の中にあるの。あたし自身が必ずしも常にあたしにとって喜びではないのと同様に、彼も必ずしも喜びとしてではなく、あたし自身としてあたしの心の中にあるの。だからあたし達が別々になってしまうというようなことは、二度と言わないで頂戴、……

（エミリ・ブロンテ『嵐ケ丘』三宅幾三郎訳）

ここまでの強烈な形としてではなくとも、このように対立し、かつ同一化される主体性ある他者（生物学的にひろく言えば一般に自分の同類）の存在は、結果として自己の確認、一般認識図式の形成に必須な要件である点を、ここで確認しておこう。たとえば乳幼児にとって、自分の手、足の動かし方、表情の動かし方などは、もともと本能的に与えられているとはいえ、それを図式的にも確認し、分化、確実化してゆくには、自分が見得る他者のモデルとの比較操作が絶対に必要である。より一般的な知的過程については、もちろん言語の共通構造を介した学習が絶対に必要である。――この意味において他者は「鏡」の役を果す。

近くはラカンが論じた「鏡像段階」の指摘はもとよりこの意味であるが、この働きは生長の一時期のみに限られるのではもちろんない。またそれは他者と自分とが「同じである」ことを確認するにとどまるのでもない。同一化→その視点からの自己像の見返し→始めの自己像との差異の再組織（図式）化……この循環は生涯にわたって続き、自己像（E）――ひいては世界像――は変化、成長する。たとえば男は女を愛し、同一化し、女の視点から男を見得ることを知り……あらためて男の真の本質を知り直す。日本人は外国人からの見方を知り、日本の文化的アイデンティティを国際関係のうちにつかみ直す。これらはさらに次章、社会学のテーマとしても再論することとなるだろう。

順序はあとになったが、精神の「幾何学」に関連して、体験空間における「距離」の概念をここで規定しておくことができる。それはもともと、本章の初頭に出たA_B……ABの図I-5からヒントを得たものである。

主観的な体験軸における「距離」とはそもそも何か？　実はこれも既に自明に近いこと

として今までの議論の中にしのびこんでいる。意識とは常に『パターン』である。『パターン』はAとBを区別する。BはAから見て「彼方《むこう》」にある。それは意識が、自我が、そのつど何かを対象化するということの別名である。だがその「彼方《むこう》」への置き方にもいろんな程度があるのがおぼろげにもわかる。ところで図I-1の基本線も、もう引いてしまった以上、その長さというものがあるわけで、これは「距離」とどう関係することになるのか?

他方或る形の哲学では距離というものを全く考えないかに見える。その言い方だと、すべては「直接現前」である。

この二つの見方は矛盾はしないと考えられる。ただし後者は前者の特別の場合とみなし得るという関係においてである。たとえば若干の時間的幅(デリダの近年の言い方だと差延 différance)を考えに入れず、文字通り一瞬間の体験断面だけで考えるならば距離を考える必要がなくなるだろう(しかし意識とはそういうものではない)。意識がものを対象化するのは、厳密にいえば、そのものの与えられた瞬間とは別の瞬間であるだろうとはいえ、その理由で距離を除外するならば、そもそも意識というものを否認するにひとしい。同様に、既に述べた同一化の瞬間だけを考えるのならば、距離はないとみてもよい。しかしこれは基盤にある距離可能性を前提にしての話である。

ともかくもう少し厳密に考えてみることにする。少なくとも二つの種類の距離を区別しておく必要がある。そのうち最も根本的なのは体験の「強さ」というものと相関する距離である。

体験には強い体験（快、不快いずれかの方向で）、弱い体験（主体にとって、相対的にどうでもよいような体験）というものがある（この区別のつかない人は居ないであろう）。体験『パターン』にはA面とB面とがあり、それぞれに「強さ」を考えることができる（a強度、b強度）。もちろんこれらはそれぞれ体験主体にとってのみ比較評価し得る意味での強さであって、客観的に（他人どうしで）比較できることではないし、それでかまわない。

さきの図Ⅰ-5では、a強度、b強度（今後強度の文字は省略する。即ちただa、bと書けばそれは「強度」を含んだ概念である。）の組み合わせのいろんな場合が略示されているのだが、あの時註記しておいたように、これは論理的に完全ではない。a、bそれぞれゼロ以上、一定限界まで（0≦a, b≦K）、ということと、a≧bという条件との両方をみたす組み合わせとは、厳密には図Ⅰ-7のような集合図で示されるべきである。この図はbのとり得る値の可能性を柱状に展開した左下の白い三角に、aのとり得る範囲、即ち全体の矩形を重ね合わせて得られたものである。（ここでa＝bの条件をみたすのは斜辺上

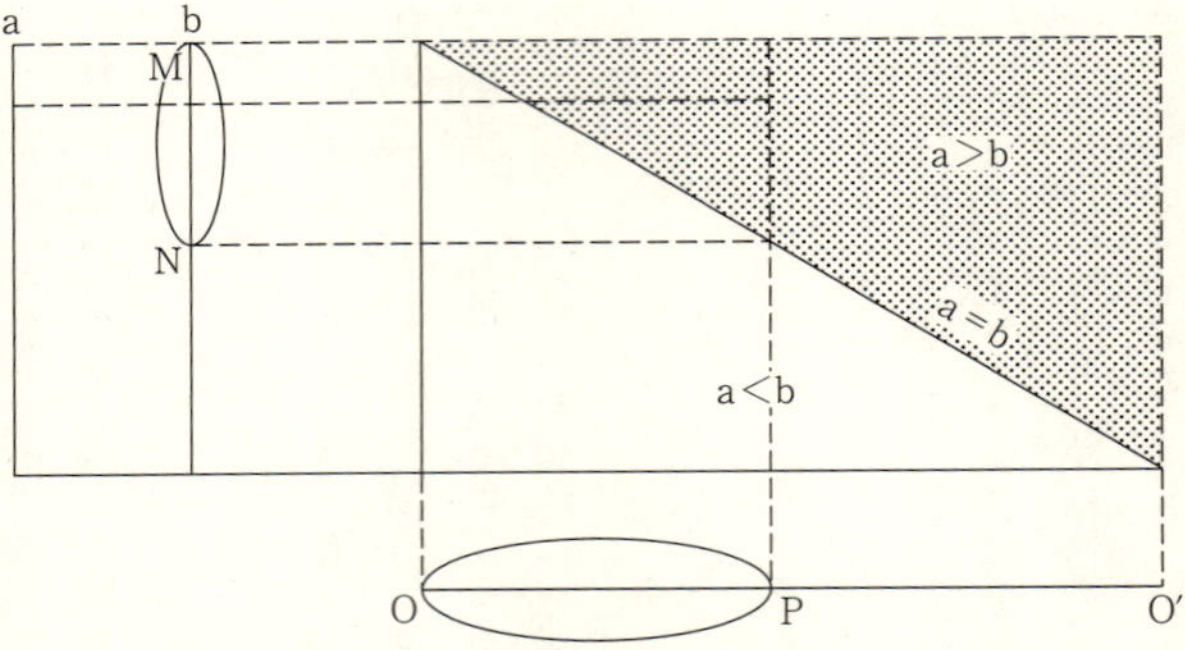

図I-7

の各点である。従って右の条件をみたすのは、右上の附点三角領域の各点がそれをあらわしている)。

ここで「今の体験の強度」が、「最強限界の体験強度」に比べてどの程度弱いか（換言すれば最強限界までにまだどの程度の余裕《マージン》があるか）ということを以て、体験距離と定義することにする（以下単に「距離」と呼べば体験距離のこととする。もちろんこれは客観空間図式における何メートル、何センチというような概念とは本来無関係である)。これは上図I-7では、b強度の場合、線分MN、これを体験線に投影すれば線分OPに相当している。ここで強度の大は距離の小、強度の小は距離の大、という逆の関係になることに注意。

最強限界の体験というのはもうあとがない（あ

とは死あるのみ）という境地であるから、これを距離ゼロ（基点）とする意味はおわかりいただけるであろう。従って距離の若干量とは、体験がそうなるまでに何とか防衛の手をうてるという、生存《サバイバル》のための余裕を意味するのであって、これが有する生物学的意味は絶大である。（主体は安全のためには、できれば距離を大きくしようと、つまり押しもどそうとする。）

もっとも距離といってもa距離とb距離とがあるので、今言ったことは殊に物質側からの衝撃としてのb距離にもっぱら関係している。即ち死 - 回避型行動（b増大に押されてaが動員される）に関して成立することである。

aに十分な余裕がある時、ことに無目的な発散の快をめざす行動の場合は、距離が小さくなるのはむしろ望まれることであるといえる。

距離は既に直線の形で（アナログに）書いてしまったが、理論的にさかのぼれば実はディジタルに考えるべきである。およそ体験の強度を二つ以上の段階で弁別できる生きものについては、体験距離を考えることができる。たとえばそれが二つならば、強い方は（死と隣り合わせだが）距離ゼロである。弱い方は距離1である。ただし距離はこの1以外にはあり得ない。同様にしてたとえば六段階に強度を弁別できるならば0から5までの距離が可能であり、三角図は柱列の形でかかれることになる。（人間などの場合には、この強度弁別の段階数は非常に多く、従って実際上アナログに考えてよいだろう。）

さて、われわれが合理的にもっとも慣れ親しんでいる、あの客観空間、客観的（物理学的）距離の図式は、この体験距離とどういう関係になるのか？　本書の立場からすると他のすべての場合と同じく、主体にとってまずあるのは体験距離であり、客観距離は直接体験の向うのもの、知識として勘定に入るのみである。（ただ、逆な言い方をすれば、知識としてなら、十分に勘定に入る。）　実際問題として、両者の距離は平行する傾向がある。しかし必ず、ではない。物理的距離は無限遠であっても、万感の想いをこめて眺める月は、体験的に極めて近い距離にある。また眼前三〇センチメートルの物理的距離にあると私の知っている白熱電球に対して、まぶしさに耐えかねて私が目をつぶらずに居られないとすればそれは体験距離ゼロだったのである（即ち光の矢を直接刺しこまれるにひとしい苦痛）。しかし目をつぶってしまえばその刺戟量はゼロにひとしい。即ち体験距離の方は無限遠となる。このような例から、両者のあり得る関係はわかるであろう。このように直接われわれの体験を包みみたしている目に見えない肉体のような空間を、私は「ファントム空間」と名づけている。従って体験距離のことも「ファントム距離」と呼ぶことがある。ファントムの名は、医学上の述語「幻影肢」phantom limb から思いついたものである。これは切断された肢体の旧位置に、まるでその肢がなお実在しているとしか思えない実感的幻覚を感ずる、という現象を指している（通常一定期間しか続かないが時として固執持続することがある）。この現象からその「目に見えなさ」と、にもかかわらず「肉体的実感」の両意義を借りたのである。

ところで距離の無限遠を図示するのに、それが物理学的距離ならば無限直線になってしまうわけだが、体験距離ならば強度ゼロの点、つまり図I-7での有限線分の端O′に、収れんしておさまってしまうという特徴も特記しておいていいだろう。

——上述のような基本的距離の概念を基礎にして、今一つの距離を考えておく。それはa距離とb距離とが異なる場合に、その落差として定義される距離であって、私はこれを一般にdと表記することにしている（即ち図式的にかけばaマイナスbに相当する）。これは体験の各瞬間におけるaの相対的余剰の程度をあらわしている。これは知覚に対する表象（想像）の関係を考えるにあたって重要なモデルになるが、この議論は後述するところにゆずる。

またここでの議論では、a、bは比較的具体的なエネルギー量の如くにして考えてきたが、一そう抽象的に、A、Bにさまざまな他の『パターン』の対《つい》概念（たとえば全体／部分など）を代入して、同類のことを考えることもできる。これは距離概念をさらに一般的に「拡張」したことになるのだが、このことの議論（利用価値）についても、後にゆずる

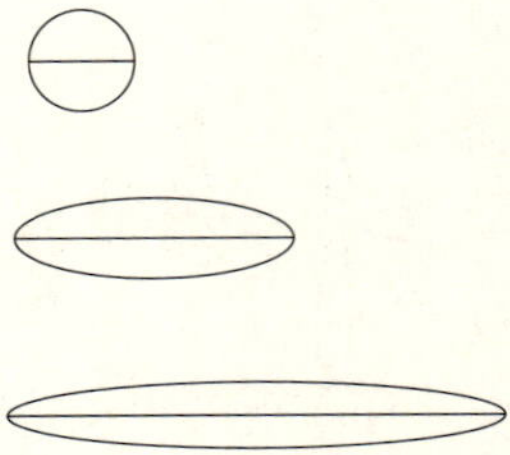

図Ⅰ-8

こととする。

最後に表示上の工夫であるが、距離が近いことは体験が強いこと（距離が遠いことは体験が弱いこと）、という平行関係を（以前これを「平行原理」と呼んでおいた）、直観的にあらわすため、近い距離をあらわす短い線分には強い弧を（図Ⅰ-8）、長い線分には弱い弧を附して表示することにする。

4　社　会　学

この章は少々強烈な表現を含んでいて、ひとによっては危険思想とみなす方《かた》があるかもしれない位である。しかし初章以来のウォーコップの見方は見事なまでに一貫している。

社会組織 social organization と個人 individual。この二つの名称――「個人としての人間と社会の一員としての人間」――これらは「単に同一物を指示する二つの方法」というだけのことではない、とウォーコップは言う。客観の文脈では、社会の一員たることは個性とひとしく真実であり、現実的であるにもかかわらず、これら二つの状態はいかにしても心理的には一元化することのできないものである。

It is the individual who is member of society, not the member of society who is an individual.

ここの部分の深瀬訳（「社会の一員たるのは個人であって、一個の個人が社会の一員たるのではない。」）はちょっと意味をとりにくい。私なりに少し誇張して訳せば、「たまたま社会の一員たる個人があるのであって、たまたま個人であるところの、社会の一員があるのではない」ということになろうか。「自・性 selfhood は統計学的単位性 statistical unit-hood とは完全に対立する。ちっぽけな諸々の自我は、この二つのものを何とかして結びつけようという不可能な仕事をやってのけようとする。しかしいやしくも生きたものならば、いかなるものといえども、その試みに完全に成功することは不可能である。」

もちろんわれわれは死‐回避のために応分のエネルギーは支払わねばならないのだが、この原理を社会組織の基本公式として集約するとこうなる――

可能なる最大多数が可能なる最後の瞬間のぎりぎりまで存続すること――これを実践上の指針の言葉に翻訳して言うと、――何ぴとにも、その他のあらゆる人間が、それを持ち、あるいはそれを行う平等の機会を有する以外のものは、持たせてはならない、行わせてもならない、ということである。

「このことは、生きた挙動をば剝ぎ取る、というそのことにおいて、まさに安全保障そのもの」となる。しかし「もしもすべての挙動が、あらゆる人間が平等の機会をもつごとき行為に局限されるとすれば、あとには（それを洩れた）きわめて少数の強烈な衝動行為しか残らない。」

ところで、もし君が何とかして国民全体を二六時中合理的に挙動させることに成功したとするならば、あらゆる人間は（質的には死に瀕しているとしても）理想的に安全でもあり、また長命ともなるであろう。というのは、理想的には、計画的もしくは死−回避的な意味では、あらかじめ予測されない挙動というものは全然なくなるであろうからである。ところでそのような消極的完成は、想像するだけで御免を被るというのかもしれないが、それにしても機会均等の教理を高揚し、殊に人口の多い国ではなおさら、その上、用心、節約、賢こさ、洞察、中庸、世間知、などの徳目を奨励するならば、それによって、なるほど大した効果があがるであろう。ところで、その結果として発生するところの憤怒というものは、実に多種多様の社会現象（それは他の方法では説明がつかない）となって現われ来るのである——（一〇六ページ）

この辺には、精神医学的にも極めて重要なヒントが含まれていると私は思うので、注意して読んでいただきたい。

たとえば、社会的所有権（public property）が損害を受けることを防止せんがために社会がとらざるを得ない防衛施設の徹底的な完璧さ（それはそれを犯そうとする各人の衝動がいかにつよいか、ということの証明？——安永註）、また公共善をさらに一歩拡張しようとする（それには各個人の盲従を必然に伴うのだが）悪かろうはずのない理由が少しも世間の人気を呼ばないこと、また公共の福利を目ざす何か複雑な計画（つまり、最大多数の人々のために爪の垢ほどの個人当りの利益を提供しようとするような計画）

が完全に失敗に終った時の社会の大きな満足感。

他の例は娯楽の世界からも提供することができる。私は船の進水式を見せた或る喜劇映画を思い出す。その船の建造には周密な計算とぼう大な協調的努力を要したわけである。いよいよ最後の晴れの場面がやってきた――進水式だ。瓶《びん》が破られ、船の名前が宣言せられ、数千の見物が一度に手を振って喝采《かっさい》した。その船は意気揚々とゆるやかに水際まで滑って行った。堂々とその船は水中に滑りこんだかと思うと、まさにそのとたんに沈没した。映画の見物は喚《わめ》かんばかりに笑いくずれたのである。（一〇七ページ）

ウォーコップの〝危険性〟がいくらかおわかりになったであろうか。既にみられたように彼の筆鋒《ひっぽう》はどちらかというと民主主義《デモクラシー》で至上善とみなされるものそのものの方へ向けられているのである。別の箇所で、この種の（卑俗、センチメンタルな）悪《わる》平等主義のことを「乞食道徳」mendicant morality とさえ呼んでいる。

しかしまさにそれ故にこそ、われわれは自らの中に何となく抑圧していたこの種のいらだたしさをあらためて白日の下に見直し、一種の解放感をさえおぼえると共に、あらためて全体の〝健康性〟をとりもどしてゆく勇気を与えられる。あらゆるマスコミ的「善事」の偽善に対して、「いやみ」を言うマスコミもまた常にあるのであり、そのどこかに共感しながらそのまた陰湿さにやりきれなく思う、というのはおそらく多くの人の正直な感覚であろう。何故そうしたことが起るのか。今われわれはその事情を解する。まして精神医学の領域においては、いくらでも思いあたるところがあるはずである。

ウォーコップはもとより反「合理主義」者ではあっても「反合理」主義者ではない。

……そう言ったからといって、何も私は普遍的無責任に肩をもって、すべての分別ある挙動の中止を弁護しようとするものではない。たとえ、そのような無責任は、それの続き得る短い期間だけはどのように悦《よろこ》ばしいとしても。人間の置かれた死すべき運命を全然脱却するなどは頭から問題にならないことである。すべての生きものは或る程度まで死－回避を試みなければならない。しかしその程度は？　この疑問は動物には起らない。彼等は存続のために何を行おうとも、そのためにアンバランスに陥るということはない。何となれば、彼等の最善の努力もなお存続には充分といえないからである。しかるにわれわれの最善はあまりにも最善であり過ぎたのである。われわれにとっては、問題はバランスの問題である。われわれ人間の潜勢的知能は言語をもたない動物のそれと比較すればあまりにも大きいために……　（一〇九ページ）

（中略）……一〇六六年におけるイギリスの人口は一マイル四方についてわずかに二六人であり、個人当りの危険率は現在よりも遥かに高かった。現在ではわれわれは、四千五百万の、胸に多かれ少なかれ憤怒を蔵した人間が、遥かに長い年月の間死を回避するこ

との可能な、そういう複雑な社会組織をもつのである。（一一〇ページ）

「理性と知性への、バランスを失った過度の強調ということが、近代の平和を説明するのみならず、同時にそれは近代の戦争をも説明する、」とウォーコップは言う（これは見逃すにはあまりに重大な箇所である）。「戦争は国家の存続のために開始されるのであって、個人の存続のためではない。各個人の利害を離れて国家が一つの重要性をもち得るという観念は、実在的なるものをば量的なるもの、測定し得るものと同一化し、また、真理性を精確性と同一視する態度の典型である。この観念は前後錯倒している。何となれば、それは一人一人の人間の最も明白な主観的了解と矛盾するからである」（彼はただ論理的にのみそれに同意し得るだけである）。……

戦争までとは行かずとも、「彼等」計画《プラン》の張本人たちは理性的な人間である。われわれにとって分の悪いことには、われわれもすべて合理的な人間なのである。彼等の案出する諸々の形式にはとうていわれわれの耐えがたいものがあるが、そのあらゆる形式には立派な理由がついているのである。

われわれはいくら官僚主義を批判し、お役人というものはしばしば、ただ人民を困らせるためにいろんな形式を案出しているとしか思われないなどと悪口を言ってみたところで、遁《のが》れっこはありはしない。その批判が当ってないことはわれわれにもわかっている。実際、われわれの感ずるくやしさの中には、われわれが自縄自縛に陥っているという感じが含まれているのである。（中略）その計画者も、彼以外のわれわれもやっていることをやっているだけの話で、ただ彼のやり方がより徹底的で――彼に言わせれば、更に「上等」だともいうだろう――それは、万人が根源的価値と見て少しも怪しまないであろうような価値に対し自信をもって訴えているからである。（一一一ページ）

「理性をば、何か他の或るものの修正された一つの様式として説明し、そうして一般に理性に対して付与されている盲目的信頼を、その他の或るものに転移する哲学――それのみがいまやわれわれのバランスを失した怯懦《きょうだ》と理性偏向のいとなみからわれわれを救出することができる、」とウォーコップは言う。その「或るもの」とは「即ち生であり、生きた挙動である。それを、自我、衝動、悦び、愛、これらのいずれの名で呼ぶにしてもつまり同じことを語ることになるだろう。」

「そうしてその哲学の第一歩は、これを二つのもの――生きた挙動に伴う感情と死－回避挙動に伴う感情との二つに分つ」。「――いかなる瞬間も、同時にこれら二つの道において最善の瞬間となることはできない。」

個人は社会に屈従するように条件づけられている。

君は言う、「個人自身もやっぱり社会の一部分だ」と。それに相違ない。そうして、文明人の罹《かか》る精神的、肉体的病気の大部分は——或るものは一目瞭然に、或るものは遠まわしに、——この役割の二重性に起因している。

……しかしその要はないのである。協調（co-operating）ということは、それが各種の必要《ニード》に応ずるという以外に、そのために弁護すべき何ものもないところの一つの歎《なげ》かわしい不可避性（regrettable inevitability）であることを万人が認めさえすれば、その必要はなくなるのである。しかるに協調の合理的偏向を前にしては、（中略）あらゆる市民の膝は跪拝すべく訓練されている。あたかも協調の実用性以上に、何か非常に大切なものを認めているかのように。

「善良なる市民」は向かい得る時に生命・方向に向かわず、向かわなければならない時に死・方向に向かわず、絶えず両方向に眼を配って、安全保障を求めつつある。だからその結果は永久の精神的乱視となる。（一一四ページ）

この章の終りに近づくと、ウォーコップの舌鋒《ぜつぼう》はさらに鋭くなり、熱気をさえ帯びてくる。「社会」からする説教めかした、実は脅しをひめた「改心 change of heart」要求や煽動に、たえずさらされつつ続くところの——

われら民主主義時代の果てしなきシニシズム、面従後言のふた心、何となく後ろめたい罪悪感情、他人の利益への要求を拒絶するためか、そうでなければ自分の利益を擁護するためか、そのどちらかの場合に必ず呼び出される便宜道徳（instrumental morality）、道徳判断における冒瀆的な、見せかけばかりの中立態度、そうして憤怒には憤怒の根拠があるのに、いつも誰かの御機嫌を損じはしないかということばかりを気にしながら、心配そうに見まわす眼つき。

これは生の道というものではない。……

（一一六ページ）

「誰だって、とどのつまり考えた結果、慈善とはいいことだ、と決心したために慈悲深くなったためしがあるであろうか？……」

彼は一個のA的自我である。そういう自我とは、愛が、「彼の死すべきものたることmortality のまさにその結果」として出てくるような、そういう一つの実体 entity である。

それらの問題において知性は奉仕者としての役割しかもたない。知性の現代における最も価値ある機能は、それみずからの働きの大部分を解きほぐし（undo）、（生きることと死－回避することとの識別の光に照らして）知性がかつて創造に参与したところの文化をば、知性が生みだしたところの卑俗性から明瞭に識別することである。

（一一八ページ）

かくして真の健康のために、「何が心理学的、社会学的障害となっているかを明瞭にすることである。」

――およそこのように述べて、ウォーコップは本章を結んでいる。

〔間奏 4〕 ストレンジャー・ザン・パラダイス

――戦争、倫理――

今私の念頭には、登校拒否の子供たち、いじめる子、いじめられる子、一見陽気な（あるいは無気力な）子供たちの群像が次々と流れてやまない。河合洋氏が近著(8)で痛烈に提示したように、それらは個人の病理、家族の病理で片づけられるものではなく、大きな社会の変化の影の中にあることを思わせずには居ない。男が変り、女が変り、夫婦が変り、育児が変り、教育が変りつつある。われわれ自身それになかなか気がつかないところがおそろしい。子供が鏡となってその隠微で巨大な変化の影を反射して見せつつある。もしこれが悪循環的に拡大したら?……という悪夢……。

個人vs.社会という有史以来の問題が「近代化」問題を早くも過ぎて超現代へ、と加速度的に進みそうな気配がある。一九四八年におけるウォーコップの警告は、今の時点でその迫真性をいささかも失っていないのみか、（多少の応用的変更はわれわれが加え得るとしても）ことの根底をえぐった指針を提供してくれている。いかにして素朴なバランス感覚を保ち続けるか、意識しなくてはそれがむつかしいのが現代である。

ここでは二、三の点を補足しよう。ウォーコップは「近代の戦争」について述べたが、これはもちろん暗々裡に「古代の戦争」と対比されている。これも複雑なものではあろうが、大ざっぱに言ってずっと本能的、素朴なものといえよう。それは動物の領分《テリトリー》争いに似ている。ただ、人間はそれを集団で行う。また相手を殺すまで行う。「殺す」まで行くのはそれが論理的に完璧（殺さないでおくと復讐が心配）だからである。ここで既に生物学的遺伝の枠を超えた（人間のみにおける）知性独走の結果が見られる。また味方に多数を集めれば集めるほど強い、というのも量的論理である。もしそういうもの（量的知性）にだけ事態を任せておく、としたら事態は絶望的である。

ただ古代でもそういう暴走を抑えていたのは相手のA的自我をも了解し得ること、つまり愛であったと考えられる。それは近代にもひきつがれ、愛も〝量的には〟強化されたこともたしかであるが、それが教条化されることによって、それが偽善的イデオロギー化することによってその生命を失い、新たな陰湿な怒りをび漫化する時代になっている、というのがこの章の認識である。

また、個と集団の関係についていえば、素朴な形で個が全体と同一化するのは、本来それなりに自然である。既に述べたように原投影は人間の根源的能力である。少なくとも敵対しあう事情がない時、身近な集団は原投影され、反映されてさながら一つの巨大自我の如く体験されるのは、それ自体は愛の方向のものであって決してわるくはない。

問題はこの「集団」が近代国家の形をとる場合である。かわいらしいことに、人間は「国家」のような巨大なものでも同一視してしまうのだ。愛してしまうのだ。これはウォーコップの書かなかった「国家錯覚」のもう一つの動機（A的動機）である。しかしもし各国家が「一つの自我」の如く働いてしまうのだったら、国家どうしの闘争は古代の戦に類し、しかも破壊能力の向上によって災禍はもはや測り知ることもできない。

結論はウォーコップと同じである。今日においては、個と国家との間には、明瞭に差別をいれて意識しなければならない。それは国家を愛するなと言っているのではない。より大きな意識の視点から眺める時、国家とは、安全調節のための「歎《なげ》かわしい不可避性」なのだ、ということを意識していればよい（「必要悪」という言葉の方がわかりやすければそれを使ってもかまわない）。愛の方はといえば、地上の大宗教が既に教えたように、人類全体、（あるいはさらに生類《しょうるい》全体）に定位されればよいわけであるが、口を酸《す》くして言っているように、これは理くつでできることではない。人間の自発的A性にもおのずから限度があるからである。……しかし、誰でも、怒りの事情に妨げられず、生き生きとしている時には、それは決して不可能なことではない。それどころか、古代以来、素朴な個人は、教えられなくてもまさにそうしてきたのである。

（理想的な軍縮——無軍備論と「戸じまり論」、自衛論とは、ともに本能——愛の要素と死－回避論理の葛藤の産物であることに変りはなく、ただ強調のしかたが相反するのみである。それは議論として結着はつかないし、つけるべきではない。全体を複雑なままで意識しておく方がよい。）

次に（ウォーコップがこれすらも皮肉の対象としているかにみえる）「平等」の問題について考えてみる。「何もかも平等」の理念はたしかに量的知性に由来していると私も思う。従って教条化され、卑俗に用いられるそれはAを抑圧するので、ウォーコップはそれを言ったのである。しかし一番本来の形にもどって考えておけば、「平等」は、むしろ純粋Aから直ちに帰結してくる原理である。それはeの「単一性」と同様、むしろ幾何学的帰結といえる。唯一無雑の自発性は本来他者と比較され得るものではない。しかし比較するとすればそれは原投影されたe'とeとである。もともと自分のeであるものが、不平等であるわけはない。即ち原理的に自分と他人とeに差があると考えることは不可能（不自然）なのである。その他の他者との差別は、量的なもの、条件的偶然的《コンティンジェント》なものにすぎない。

同じことはいわゆる道徳の問題、倫理の根本規則に関して言える。「えせ道徳」ほど人類に忍びこむたちの悪い危険はない。しかし真の道徳はないのか？　それはりっぱにある。

（愛は再三言うように道徳ではない。それは無・合理である。）しかし愛に、無・合理に直属する道徳がある。それはたった今述べたe－'eの平等ということと実質的には同じで、〝eガ欲シナイコトハ'eニモスベキデナイ〟ということにつきる。人を殺すことが罪であるのは、自分が殺されることを誰も欲しないからである。（今の反対の積極的な表現、〝eガ欲スルコトハ'eニモシテアゲタイ〟もあり得るが、これはむしろ愛そのものの系であって、道徳律とはしない方がよい。またeニナサレタ不法行為ハ'eニシカエシテヨイ……というのも論理的系となる。これは法の原理であるが、道徳律ではない。）かくしてさきの律法のみが、本来のものであり、これに背反するのは人間性そのものに背反することになる。

言いたいのはむしろ次のことである。たとえば〝お行儀のわるいことはするな〟という類のことは、右の「殺ス勿レ」則のような絶対的普遍的な意味をもたず、せいぜいその相対的、部分的適用にとどまる。これらは程度の差こそあれ、〝そうした方がよりよい〟という程のことであるから「美徳」とでも呼んで「道徳」とは区別した方がよい。何故なら「美徳」程度のものを絶対化して本来の道徳と区別のつかないものにしてしまうと、むしろ本当の道徳感覚を鈍麻させ、面従後言のいやらしさを増大させるばかりだからである。

美徳を重視すべきでない、と言っているのではない。美徳は著しく質的、感性的なもので、強制力は減るが（質的なものとは、まさにその定義上客観性の要求のできないものである）、まさにそれ故にこそ美しい。質の高いものになる。それが退行して「量」化する場合というのにもいろいろあるが、その一つは単純に「鈍感の不徳」へと向かう。たとえば権力者の人を傷つける発言。これは相手への思いやりに欠ける故に単純に鈍感さである。イソップの寓話にある、蛙の居る池に石を投げこむ子供。子供は「遊んでいただけだ」と弁解するが、蛙は「君たちにとっての遊びが、私たちにとっては死だ」と言う。これは鈍感というより知識の不足の結果であることも多い。

他方もう少し隠微な「量」化に、私が「達成の不徳」と呼んでいるものもある。たとえばマスコミは、本来〝蛙〟の声の代弁者として重要な機能をするものであるが、節度を知らぬ暴走をすることが時々あって、かえって石投げをしているのではないかと思われるようなことがある。〝売れればよい〟の論理で良心に目をつぶる編集をする場合もあり、なるほどそれは売れるであろう。別な例で、選挙の場合なども、金をとめどなくつぎこみ、非合法すれすれの手数を人の十倍惜しみなくつぎこむならば、なるほど結果は当選するであろう。〝精神一到何ごとか成らざらん〟でやれば相手に勝てる、あるいは達成できることはある。これは量の論理がゆきつくところである。しかし、（自分自身の破綻の危険は論外として）それでも（そうわかっていたとしても）やってはいけない最後の線、というものがある。物事の完遂、それ自体は一見よいこと、ほめられることであるからかえって危険で、その裏でやわらかな人倫の琴線を踏みにじってしまうのである。

さて、あらためて日常卑近の生活感覚にもどろう。去る夏、映画ストレンジャー・ザン・パラダイス（監督ジム・ジャームッシュ、一九八四年作品）を見た。この題名はミュージカルの当り曲ストレンジャー・イン・パラダイスをもじったものである。強いて訳すれば「天国よりも変てこな」になるのだろうが本来的な「場違い者《ストレンジャー》」の語感も兼ねた複雑な言葉で、それ自体内容のムードによく合っている。

登場するのは若い男とその友人（この二人はタイプがちがうが、妙に肌が合う）、それと若い女が一人。画面は今はもう珍しい黒白。時々露出オーバー気味に白い光炎《フレア》が輝くのが一種神秘的な印象を与える。舞台は三度変るが、うらぶれたニューヨークの裏町、吹雪にけむるエリー湖畔、オフ・シーズンで人影もない冬のフロリダ海岸、といったところである。

人物も皆体制外の人物（ハンガリー移民ということになっている）で、話も何ということはない。女は男の遠縁で、縁をたよって男の部屋にころがりこむのだが、さてどうという恋が発展するわけでもない（男側はほのかにその気があるのだが）。最後は三人でフロリダへ遊びにゆくが、そこでの偶発的事件がきっかけで、三人三様に（空間的に）わかれ去ってゆく。ただその思惑はそれぞれ全く誤解にもとづいているので、要するにイスカの嘴《はし》のくい違いである。

さて、問題はこの映画がふしぎに楽しく、安らぎを与えてくれることである（坂本龍一氏はなつかしさと表現された）。それはもちろん多数の要素の綜合効果であろうが、私なりには次のことを言いたい。この映画は、始めから終りまで小さなスレ違イの連続ということで見せている。登場人物たちは互いに口数は多くない。むしろ沈黙の間《ま》のシーンが多い。ポツリ、ポツリとかわす言葉がまたすれ違うので、それが何ともいえず可笑《おか》しく、またほほ笑ましいのである。……観客は恐らく、その姿に自分をだぶらせてみているだろう。ことに年とった人の場合は思い出しているだろう。あの若い日の自分の姿、そこはかとない愛のみ溢れて技巧ぎこちなく、自分をもてあましていたあの日のことを。

人生はかっこよくゆくものではない。誰もがヒーローにも恋の勝者にもなれない。これは単純に能力の問題などを言っているのではなくして、あらゆる『パターン』と同様、個人と社会（他人）との間には永久に完全には合致しないねじれがある。つまりすれ違いがあるのである。それでも憎悪が愛をしのぐことはない。合理が無・合理をしのぐことはない。この姿を、映画は、いわゆる劇的にではなく、きわめてさりげない形で、『パターン』化して見せてくれるのである。(これは後にみる美学の章のテーマだが。)つまり実をいえば説明の百万言よりも、たとえばこの一つの映画が、現代の中に泳がされていながら現代の悪風に染んでいない、社会の中の人間の素直な形を、肌でわからせてくれるのである。

5　時間・空間・数

原著では実はこれの前に、「原子エネルギーの哲学面」という章があるが、ここに一しょにまとめる。やや短い章だが重要な表現を含んでいる。この章ではまず「物質」というものが、物理学の発展に伴い、何とも具体的に表象できない概念になりつつある現況が述べられる。（原子→電子→近年ではクォーク？……粒子？　波動？……決定論？　確率？……「心理学」の章で、日常的な「物質」については扱われたが、ここでは「窮極の物質」ということが問題である。）物理学者にはそれでよい。だが哲学者は、物質について何を語ることができるのか？　物質とは何「である」か？

この議論も既に明示された原則に基いてなされるが、ここでは先ず次のように整理されている。「である」とは何か？

(1)一つのものはそれが分解（analysis）されて成ったところのもの「である」。しかし分解には二種類ある。Xについて、その各部分が何であるかを言うことと、Xは何の一部分であるかを言うこととは同じではない。いずれも、Xは何「である」かである。いずれもXの分解である。「分解↓」をして或る与えられたものの各部分が何であるか、ということを意味せしめよう。そうして「分解↑」をして或る与えられたものが、何の一部分であるかということを意味せしめよう。

何ものにせよ、それを了解するということは、それを⇅に分解するということである。この二つの方向の一方にのみ分解することは、君がその全体を知らないものの各部分に到達するか、そうでなければ、君がその各部分を知らないものの一つの全体へ到達するか、そのいずれかである。

(2)物理学者の仕事は、物質↓の分解である。物質↑が哲学者の仕事である。言い換えれば、哲学者の仕事は、物理学者が分解するその当のものが何であるかをわれわれに語ることである。(こうしてすべての了解は⇅である――安永註) 哲学者がその仕事に成功したところで、それは物理学者の分解の進路を変更することにはならないであろう。しかしそのことは、日常経験の世界と物理学の世界との間にある差別から、一つの統一を生むことになるであろう。つまり、その差別を可知的ならしめるであろう。物理学者の分解は、その出発点として不可知的な立場――

↑――?・?・?・物質――↓

をもつ代りに、物質が↑として置かれた地点から改めて出発することになるであろう。

（一二〇ページ）

つまり素朴な了解の出発点にある「物質」は手でさわれ、目でみえるあの具体的、可知的なBである。物理学者が分解をすすめ、そうした日常経験的な諸特性を次々と剝ぎ捨てる時、窮極の物質像がわれわれに皆目見当がつかなくなるのは何も驚くに足りない、ということになる。Aからは遥か彼方の一角で物理学者が発見する「困ったこと」——たとえば「原子個々の挙動を支配する法則らしいものの手がかりは微塵もない」（アインシュタイン）その他観測のジレンマ、不確定性原理、などなど——は、実はちっとも困らないことになるのである。哲学者の了解⇅からみれば、「原子の挙動は、原子が無・合理／合理の『パターン』を踏み外したと見える場合にのみ、甚だ困った現象となるだけのことである。そうなれば、エレクトロンの軌道変化の予測不可能性ということはかえって物理学的分解の正確性を裏書きしてくれることになるであろう。」この予測不可能性はわれわれが他者や、あるいは自分自身をさえ、予測することができないのと同等の、無・合理由来の予測不可能性である、ということであろう。

さらに言語に関連して重要な説明がこのあとにつづく。

(3) 何ものにしろ、われわれがそのものを名づけるとき、そのものは一つの論理的な定位を獲得する。もしもわれわれが一つのものを「X」と名づけたとするならば、そこにはすでに純然たる論理的な道具「非・X」が生れている。この「非・X」はわれわれがXをその他の何ものと比較するにも必要である。それ自身は一つのものの名称ではない。自然界には何一つ「非」というものはない。しかるに「非」は論理では欠くことのできない要訣の言葉である。

われわれがものを命名する時、さらに別のことが起る。命名することは対象化することである。それは名づけられたものを一個の対象と化することである。それを名づけることによってわれわれは、それに対してわれわれが、対象に対する自覚的主体の関係に立つような、或るものにまでそれを転化するのである。そのものの、意味にあふれた名称は、われわれに対しては、そのものの不在の場合のそれ――いわば、時間におけるそれ、となる。名称とは、そのものがわれわれの五官の前に現前していない場合に、そのものに残っているところのものである。それは或る合い間《ま》を隔てての、そのものである。

（一二三ページ）

この辺はさらに後章に続く議論の、伏線となるような言い方を多数含んでいる。言葉についての言及も、私にとっては近年のどの言語学書よりもわかりやすい。

さて、本来の時間・空間・数の章は、もっとも抽象的な部分であることもたしかなのだが、同時にきわめて具体的で重要なものを含んでいる。

最初に、この章、また後章での議論に際して、基本単位ともいうべき形で出てくる出来事 event という言葉について。生きものの体験とは、そのつど一つの出来事、と呼ばれ得る。それが起ることと起らないこととを彼は識別し得る。（それが識別されないようならそれは出来事でも何でもない。無である。）起る出来事どうしも識別し得るはずで、それはその生きものの「感性」次第だが、その関係はあとでまた述べる。

ところで、一つの出来事とは反応／刺戟であって、うっかり考えると陥る（Aぬきの）——／刺戟だけではない。

もしも私が一条の電線に触れてショックを感じたとするならば……（中略）私は反応した。私は防衛的エネルギーの幾分を発出した。私は電線から飛び下がった。そのことがその現象を、私にとっての一つの出来事たらしめたところのものである——私のエネルギーのその防衛的な消費と、それに伴う苦痛の感情とを含めて。私の反応がなかったならば、その刺戟も一つの刺戟とはならなかったであろう。その出来事は私の経験の一部分とはならなかったであろう。しかるに、その出来事の説明は普通、そのさい私が感じたことや行ったことの説明を含まない。普通の説明はその出来事の、——／刺戟、面のみに関して行われるであろう。それは何故かといえば、その出来事における私の反応の方の知識が、他人の身に起る同様の現象を回避する上にその人に指導の役目を果す種類のものでないからである（ここの文章の訳は深瀬訳を少し修正——安永註）。彼が知りたいと思うことは、そのショックが起った時に私が感じたり、言ったり、行ったりしたことではなくして、私が前もってそれを防止するために行ったかもしれない（たとえばゴム手袋をはめるというような）ことである。すべての人が知りたいと思う説明は、いくつかの条件が眼の前に現われたものと見て、そのショックを予言もしくは予見し、かくしてそれを回避させてくれるような種類の説明である。彼の関心はその出来事のもつ刺戟としての象面と、それをいくつかの条件に分解することとに関している。

（一二〇ページ）

既にお察しのように、ここでの「出来事」の説明は生物学の章にでてきたAB系列を、よりくわしくしたものである。死・回避ができるのは予見を前提にしている。予見に役立つのはB的面、——／刺戟面の知識である。それは誰にとっても通用すると想定され、即ち確実なものである。それは合理的である。

ところで予見という言葉には既に時間が含まれている。ここで次の定則が言われる。

『一つの出来事が他の出来事の一つの徴候である場合、その徴候出来事 sign-event

は、徴候される出来事 event signified よりも弱い』

ここで「徴候される」とは「予見される」と置きかえてよいが、強・弱関係とは、それぞれの出来事が「現在化した時の」こととして考えている。ウォーコップが言わんとするのは、前もって弱い出来事を身の上に起させることによって、強い出来事を回避できるならば、それは死 - 回避にとって有意義であるが、その逆では回避の意味がないであろうということである。たとえば「ゴム手袋をはめる」ことによって電気ショックの苦痛を避けるのは、後者の方がよっぽど強い（防衛エネルギーの多量を要求する）出来事であるからである。もしこの強弱が逆であったならば、われわれは「ゴム手袋をはめる」のを避けるために（そうできるものならば、だが）、電気ショックを前もって受けてみるということにもなろう。

因果関係 causation

因果関係というものはかかる強弱、そして先・後の関係と関係している。

われわれがものの原因に関心をもつのは、原因がわれわれをして結果を予言せしめ得るからに外ならない。もし予言せしめ得なかったならば、われわれはそれを原因とも呼ばないであろう。またその原因が、われわれの結果と呼ぶ出来事の前に来るものとも考えられないであろう。（一三三ページ）

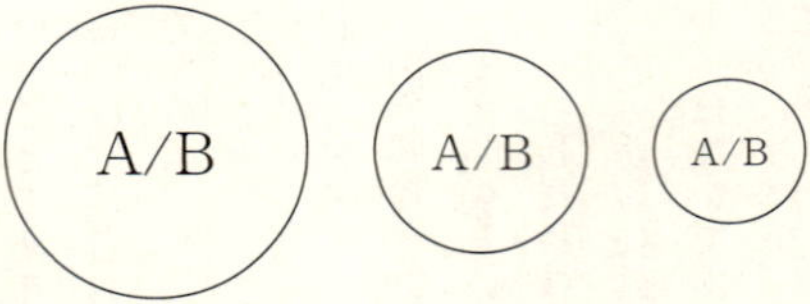

図I-9

従って次のことがまた言える。

『因果の系列、つまり一つの出来事が、他の出来事を予見し、それを回避せんとする試みである如き関係に立つ出来事の系列とは、とりもなおさず、力の次第に増大してゆく系列を形づくる。』

図I-9ではかんたんに三つの単位からなる系列を示した。しかしこれが十分に多数の段階をつくるなら三角のグラフになる、即ち心理学の章の間奏3に示した図I-7と同じものになろう。その極大点は「死」である。

合い間 interval

一つの因果の系列が延びてBが次第次第に小さくなってゆくような方向を想像するとすれば、実はわれわれはそのとき、次第次第に大きくなりゆく一つの感性（sensibility）を想像しつつあるのである。その場合その感性は、次第次第に小さくなりゆく刺戟（B）に対して反応（A）することに使用される。（一三七ページ）

即ち減少によって無に帰するBに対応して、逆に増大、純化してゆくのがこの感性であって、いわば反比例の関係にある。しかし図I-7の逆の端では一つの出来事が、生きもののエネルギーの最後の一滴までしぼり取る。これが「一つの現在的‐出来事‐としての‐死 death-as-a-present-event」である。普通の出来事とは、まだエネルギーに余裕を残している出来事であり、未来における死 death-in-future、即ち合い間を置いた死である。感性の小さい生きものは、つねに死からの合い間が短い。感性の大きい生きものはこの合い間を大きくとれる。彼は前者よりもはるかに安全な形で生きることが可能である。この意味での合い間こそが、時間系列である。死の衝撃からたえまなく時間を稼ぎ出しているのが生命であり、意識である（それをこの章では感性とも呼んでいるが）。

もしもそれがもろもろの出来事のあいだにおいて、一つのものを他のものより弱いものとして（つまり時間において）識別せず、また一つのものを単に他のものとは異なるものとして（つまり空間において）識別しなかったならば、すべての出来事は現在、この場所に発生するであろう。ただ生命、感情もしくは自我のみが、「この場所」をば「かの場所」――と――「あらゆる場所」のうえに繰り拡げ、また「現在」をば、諸々の時間‐差別に分割するのである。

（一四〇ページ）

既に出てきたように、一つの出来事とは常に二つの象面をもつ。その一つは「それみずから‐における‐出来事 event-in-itself」つまり他の諸々の出来事とは単に異なるものとしての象面である。いま一つは、「何か他の出来事の徴候（もしくは原因）の位置にたつものとしての象面」である event-as-sign。たとえばさきに挙げた図I-9の例において出来事1は、「それみずから‐における‐出来事」であると共に「出来事2の一つの徴候」である。

この二象面ということを見失って、それぞれ一つだけしか考えないとすればどうなるか？　たとえば二つの出来事の、徴候（原因）系列としての象面を見失って、「そのいずれもそれ自身における一つの出来事——言い換えれば、その各々が他のいかなる出来事をも、またそれによっても、引き起したり、引き起されたりしない一つの出来事——としてみる見方を維持するならば、その時その二つの出来事は、「単にお互いに別なもの」というに過ぎないであろう。」それは「空間のみ」における出来事、ということに理くつの上ではなるであろう。

……しかしそのときでも、それらは結局はそれらの二・性（two-ness）を失うであろう。というのは、私の身に対して起るそれらの一つ、また私の身に対して起るそれらの他の一つ、その間に何らの質的差別もなかったならば（今そう仮定して出発している。他のいかなる出来事とも関係しない出来事、というのは質的ちがいの意義が出てこないのである。——安永註）その時にはそれらの一つが、私の身に対して起っていても、それは結局もう一つのと同じことであろう（ここの深瀬訳一部修正あり――安永註）それらを「二」と呼んでみたところで、そこには何の意義も出てこないであろう。ところでわれわれは、すでにそれらを二と呼んで動きがとれない。何となれば、何はともあれとっぱなから、われわれはそう呼んだ後の祭りだからである。そこで次の疑問が発生する。その各々の出来事はまとまった一つの起り事なのか。もしそうだとすれば、二も一もひとしい（two equals one）。また他面において、その二つの出来事はまとまった一つの起り事の二つの等しい部分なのか。もしそうだとすれば、その各々の部分も全体もひとしい。

（一四五ページ）

ウォーコップがやろうとしているのは一種の帰謬法である。即ち、もしも純粋に量的（空間的）にのみ考えるならば、一つの全体のどの部分も、その全体にひとしい（連鎖効果によって何もかもひとしくなる）という奇妙な結果になる、という論証である。「死」も一つの部分である。従ってすべての出来事は死にひとしい。（ここでの「各部分」は、第1章初頭に註釈した時のカントの規定の場合と異なって、文字通りの「各」部分でありeach part equals the whole、奇妙さそのものである。）

当然反対の側からも同じような論証ができる。次に二つの出来事を、いま一つの象面、つまり徴候（因果）系列においてのみ考えて、出来事それ自身としては考えない、ということにしてみよう。

このことは出来事をば、時間においてのみ考えることである。ここでもまた出来事は――最後にはその二・性を失う。というのは、もしも何事かが私の身に対して起り、その起り事の原因が、どこか他の場所における出来事でなくして、同一の場所において起り（場所、ということをそもそも言い得ない状況を仮定しているわけであるが。――安永註）、しかも質的にのみ異なるものとすれば、そのことは言い換えれば、その二つの出来事――私に対して起る出来事とその起りの原因とが――同時的であるということになる。この場合、これらを「二」と呼ぶことには何らの意義も出てこない。もしも或ることが私の身に対して起るたびごとに私が自分に向って、それと同時にその原因も同時に私に対して起りつつあると言ったとしても、そのことはその経験をば二つの出来事にすることにはならないであろう。しかしここでも、われわれはすでにそれらを二と呼んで動きがとれない。何となれば、何はともあれ、とっぱなからわれわれはそう呼んだ後の祭りだからである。（一四七ページ）

即ちここでも奇妙な逆説が生ずる。もしも純粋に質的（時間的）にのみ考えるならば、二つの出来事は皆同時的になる（何もかも同時的になる）。死も一つの出来事である。従ってすべての出来事は死と同時的になる。

結論はこうである――われわれは生きているがゆえに、その事実に矛盾することなくしては、もろもろの出来事をば単に時間においてのみ在り、もしくは単に空間においてのみ在るがごとく語ることはできない。われわれは最後の了解に至ろうとすれば、出来事をば空間／時間（より厳密には時間／空間？――安永註。後述）において在るものとして語らなくてはならない。（一四九ページ）

しかし、ここでさらにひとつ、念を押しておかねばならないことがある、とウォーコップはつけ加える。

けだし、空間と時間に関する諸問題は、文字通りの現在の出来事という意味で（これも極端な抽象にすぎない――安永註）出来事に関するのではなくして、出来事について考えること、つまり、「……について-考えられた出来事」（thought-about events）、正確にいま起りつつあるのではない出来事に関するのである。（一五〇ページ）

文字通りの現在的出来事とは、空間においても、時間においても在るものではない。ただ「実在的なるものが、潜勢的に予言し得る predictable もの（時間）と、潜勢的に等式化 equatable し得るもの（空間）とから成り立つ限り」――死すべきものの実在はそのように成り立っているのであるが――それらは実在的《リアル》である。「空間と時間と理性――これらのものは出来事について考えること、出来事を回避することに属し」ており、それらが関係するのは、「正確にはいま起りつつあるのでないもの」に属している。他方現在的出来事の実在性とは、われわれが回避に成功しなかった出来事、回避努力の結果として「なお取り残される出来事」という点にある。

だから、出来事をば、単に時間においてのみ在り、もしくは空間においてのみ在るものとして語ることが窮極においては無意味であるとはいえ、現在的出来事をば、時間・空間において同時に在るものとしてすら語ることもまた無意味なのである。

（一五一ページ）

数

「数」は自然科学的思考における最高の侍女である。ウォーコップのこれに関する記述は簡潔にして明快である。それは言語の問題をこれまで慎重に考察してきた結果、ここへきて一気に規定し得たのだ、という風に私にはみえる。

質的意味を欠如した言葉を使用することによってのみ、純粋に演繹的に推理することが可能となるであろう。言わば屍の言語、各々の単語が、何らの質的意味差をもたないゆえに、単に形式的にのみお互いに異なるが如き言語をもつことによってのみ、われわれは、あたかもわれわれが既に死せる者であるかの如くにわざわざ語るのである。

（一五二ページ）

——今言っているのは算術のことである。算術のすべての過程は数の連続の中に、つまり計算の中に含まれる。計算とは数のすべての名称（三とか五とか百とか万とか——）が質的意味を欠如しているゆえに、一の堆積をそれぞれ異なる名称によって呼ぶことにおいて成り立つ。

われわれは外《そと》に、客観的に在る数をかぞえているのではない（これは多くの普通人が数について固執しているらしい観念である）。それは生きた質／量的体験の中から質を極限まで抜き去ってしまえば残るところのものである。ミルが必要と考えたような、「一は一に等し」というような前提は別に必要はないのである。もしも計算というものが、「一つと、一つと、一つ……」という風に言うことから成り立つ、と考えれば（われわれはもう前提抜きにそう言ってしまっているだろう）、あとは「一つと、一つと、一つ……」の代りにそのつど違った名称（数詞）が用いられる、という形の上の便宜があるだけである。「一つと、一つと……」という代りに、一、二、三と呼ぶ方が実用上便利であるということは、もとをただせばその名称の質的無意味ということにもとづくもので、「もしわれわれが、何でもいい二つの名称をとり、各々その意味を欠如させてみれば、われわれが今までにも「等しいもの」という言葉で何を意味してきたかを経験し得るだろう。」つまりそこには平等の条件が完全に出現したことになる。「そこにはそれらを不平等ならしめる何らの質的相違もないからである。」——およそこのようにウォーコップは述べて、次の言葉でこの章を結ぶ。

もしもわれわれが既に死んでいるなら、すべてのものはそのときはじめて平等となるであろう。

（一五四ページ）

〔間奏 5〕 われら何処より
——宇宙、永遠——

時間／空間はやはり『パターン』である。実は私は当初、この対《つい》が『パターン』と完全に同視できるかどうか少し疑問をおいていたのだが、結局その結論に達した。時間とは、根源において遂に対象化できないものである。ベルグソンが「純粋持続」ということを出発点として置かざるを得なかった所以である。それに対して、空間とは本質的に対象とされる（のみ）のものである。それは反・時間であって、静止―死の影をやどしている。

もちろん『パターン』としての限りにおいて、時間は空間と化合し、その未来への光芒、過去へ曳く尾の部分だけは、対象化（空間化）できる。その量的投影の極限が物理学的時

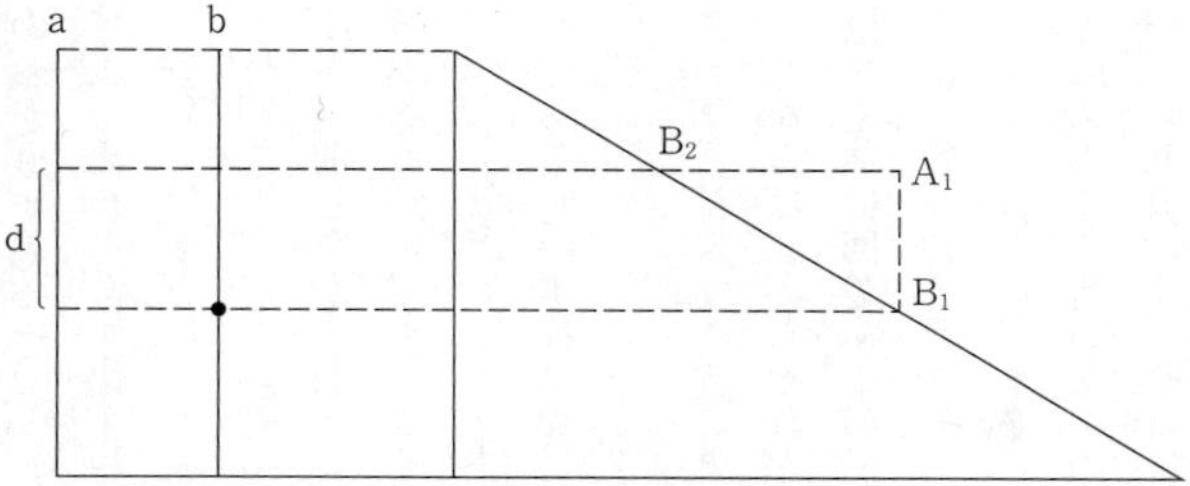

図I-10

間である。それは相対性理論の「時・空」として四次元と三次元、即ち物理学的には一次元の差として投影される。他方空間も、主体に対して距離、ひろがりという側面をもつことにおいて、実は時間要素がにじみわたっているのであるが、これは次章（感覚）の主題となる。

ところでウォーコップは予測――死‐回避の系列で議論をしたが、生きた挙動でどうなるかにはふれていない。また、記憶、想起の観点にもふれていない。

これらについて補足したいが、基本は図I‐10に示されている。この図は以前、出来事の集合をあらわし、かつ空間の距離を表示した図I‐7とも同型である。

図は左端へ向けてより強い体験となっている。現在の出来事をB_1とすると、予測される出来事はB_2となる。これは死‐回避系列で考えれば避けたい、より強い出来事である。これを予想イメージでえがけるということは、実は本書ではまだ論じていなかったのだが、B_1時点における表象能力のおかげであって、これは図I-10ではA_1の点であらわすことができる（即ち「について-考えられた-出来事」としてのB_2に相当する）。
（表象とはまさにそういう機能であって、今は不在のものをさながら在るかの如く、仮りの体制をとる、という働きである。『パターン』B面ではB_1のまま、A面のみが、現実にB_2が現前したかの如き姿勢をとっているのである。しかし真に危険を意味するのは現実のBであるから、主体はその意味ではどこか安心している。即ち主体は表象がB的には実質「無」であることを本来知っているのである。これがサルトルの言う表象の「無」néant性である。いずれにせよBに対するAエネルギーの剰余によってこのような機能が可能となる。）

さて、補足すべきことは次の点である。B_1がもし食物とか、異性とか、欲望の対象であったならば（即ちそれが快の材料としてみられるような、生きた挙動の対象であったならば）主体は回避するのでなくむしろ接近をはかるだろう。始めのB_1は強い場合も弱い場合もあり得るだろうが、それが快の源となる程ならば、窮極の体験はより強い方へ動くはずである（大きいBがさらに大きなAを喚《よ》び出す）。

即ちここで言いたいのは次のことである。死-回避的な時間は、死からの合い間としてつくられ続ける。それに対して生きた挙動の時間は、死を顧慮することはなく、むしろ手持ちの時間を消尽するものである。（快楽に身を任せることの中にひそむ一種の怖さは、本来はこのことにもとづくだろう。）

他方過去の想起はまた表象である。「過去」の規定は、ウォーコップを応用していえば既に結果の出ているものの原因、徴候という、さかのぼる系列である。それは既に弱く、つみ重ねてゆく現在の進行とともに、ますます以前へとくりこまれさらに弱くなりつづけてゆく系列である。想起はそれらを現在に、「仮りに」引き上げて賦活する。

賦活されたその系列は、つらなって、たとえば私の歴史を形成する。

われわれの体験する時・空とは、右の如きものである。

くりかえすが、純粋の時間、純粋の空間、というものは考え得ない。あるのは『パターン』としての時・空である。われわれの一人が死んだとしても、時・空は変りなく続くだろうと人は言うかもしれない。しかしそれもまた、生き残った人にとっての時・空である。「客観的な時・空」とは、有史以来、生きてきたまた生きるであろうすべての人にとっての時・空のうちから、共通普遍な部分のみを沈澱したB的宇宙である。それは宇宙にまで汎化したA（eといってもよい）に対応する宇宙である。

私はたとえば、三歳以前のことを全く記憶していない。（私は満一歳の頃縁側からころげおちて踏石の角《かど》で額を切り、縫合する程の傷を負った由である。成長してからその話を聞き、さぞ痛かったろうに、それをおぼえていないのだから、何だかとくしたような気がしたものである。）記憶以前の時間を、私は一体生きていたのだろうか？　生きていなかったとしても「同じ」ことなのではなかろうか？　ただその期間でも、生理的、習慣的につみ重ねられた身体的痕跡はあり、それが現在にも影響していることを私は知っている。これは医学的に（もちろん精神医学的にも）重要なテーマである。しかしそれは今からさかのぼって発掘され、知られるに至ったものである（いわゆる無意識——広義——の問題）。出発点としての無・合理も、この見地からはさらにさかのぼり、始まりの地平をおし開くことができる。ただし、以前にも注意したように、eは無限背進する。体験了解の宇宙では、その全体は『パターン』のままなのである。

宇宙そのものの始まりはいつか？　どこか？　もちろん誰も知らない。しかしわれわれは今や壮大な一つの理論（ビッグ・バン）をもつに至っている。人類の汎的意識《パン・コンシャスネス》は、そこまでeを背進せしめたのである。

未来への方向についても、同じようなことが言えるだろうか？　われわれはいつかは死ぬ。その考えは私を戦慄させる。その怖さのかなりの部分は、自分が死んだあとも続き、流れゆく永劫の時・空に対比される自分の「暗黒」を想像するところにあるようである。

しかし（これは上田三四二氏の書かれたものによって悟ったことであるが）、もし私が死んでしまえば、その瞬間から、「時間」はないのである。即ち「永劫」とは「一瞬」と同じである。

この考え方はいくらか死の恐怖をやわらげる。（死の恐怖をやわらげる考え方はいろいろある。しかし今はそれを論じなくてもよいだろう。また生きものとしては、この恐怖が全くないということはあり得ず、また望ましいことでもない。）

しかしその一瞬点の前に、私の未来についての知は無限にはさみこまれ続ける。それらのある部分は、生き残る人と共有されて残ってゆくだろう。eの対極点として、fは無限前進して遠のいてゆく。

かくして人間とは、生まれる前の永劫＝一瞬と、死んだあとの永劫＝一瞬との間にはさまれた『パターン』である。それは相対性理論の宇宙と同じように、有限かつ無限である。

この間奏の表題は、自殺を考えていたゴーギャンが、遺言のつもりで描いたという、あの横幅四メートルに近い大作の表題《われら何処より来たるや？　われら何者なりや？　われら何処に行くや？》からとった。全体青い光を浴びた、洞窟のような、森の中のような画面には、右端に眠る幼児、中央辺にはさまざまな姿勢をとった南海の女たち、左端の老婆、その他に神秘的に両腕をあげた偶像が一つと、猫、山羊、足にとかげをつかんだ白い鳥、といった構成である。大岡信氏の言葉をかりれば「人生の親密さ、やさしい共生感、成熟、神秘、夢魔的暗黒、それら一切のものに関するゴーギャンの瞑想、不可解なものへの象徴的な暗示が、ここに語られている。」(9)

本章は少々超越的なテーマになったが、まだまだ具体的な説明が、次章、次々章に残っている。ただしそれらにおいても、ここで論じられたような概念が皆基礎となっているのである。

6　感覚

「すべての個別化された感覚——視覚、聴覚、嗅覚など——は、デモクリトスがとうの昔に言っているように、触覚の変形にすぎない。」そう述べてウォーコップはこの章を始める。「触覚、つまり感性一般は、感じ feeling そのものである。他の諸々の感覚はそれの局面化され、特殊化された種類である。」それ（感性一般）は言いかえればそうした特殊感覚群の分化が「それの差別」であるような統一である（即ち『パターン』の関係）。「進化論的にいえば、特殊化されたもろもろの感覚は進化の後期に発展したものである。それらは感性一般から発展する。」

最も単純な生物有機体は触覚しかもたないだろうけれども、その範囲内でも、有機体は知性とも言い得べきもの（つまり、自己保存のために使用される感性）をもっている。「軽くものに触れただけでその有機体は身を引き縮め、かくして、そうしなければ次に起るかもしれないもの——より烈しい接触（圧力の増大）を回避する。」あるいは有用、快、なるものの接触を質的に識別し、これを摂取する。こうしたことができなければ、そのものは一個の生きものではあり得なかったであろう。

感性の発達、進化とは、本来感性の質的分化であり、量的に測られるような敏感度は一次的ではない。特殊化された感覚とは、結局次の両者に該当するものである（前章の議論参照）。

(1)実在を分割する方法、ただし、一般化された感覚が分割するよりもそれをさらに多種、多様の出来事に分割する能力（空間）。

(2)これらの出来事の間に質的分化を試み、かくして一つの出来事を他の出来事の原因もしくは徴候ならしめる能力（時間）。

一例を挙げよう。一頭のカモシカが一頭の虎を視《み》た場合、そのカモシカは逃げ去ることによって身を全うする。そのカモシカにとっては、虎を視るという出来事（sight of tiger）と、虎という出来事（つまり虎に触れること、一つの-現在的-出来事-としての-虎 touch of tiger, or, tiger-as-a-present-event）とがある。虎を視るという出来事は、すべての出来事がもつように、その二つの象面、それ自身-における-出来事と、徴候-としての-出来事、とをもつ。カモシカは生来の本能によるかあるいは経験によって、出来事を因果的に関係づけることを知っている。（中略）その場合カモシカの反応は、一頭の虎をいくらかぼんやりした気分で眺める場合のエネルギー消費以上を要求しないというようなそんなのんきなものではない。視るという出来事が徴候としての性格を具えているために、カモシカのこの出来事における反応は、はるかに多くのエネルギーを要する。というのは、虎‐を‐見る、という出来事は虎を予見すること（foreseeing tiger）だからである。あるいはむしろ、それは虎を予感すること（forefeeling tiger）だからである。その出来事は、一つの‐現在的‐出来事としての虎の以前に来る。それは未来‐における‐虎、弱められ切りつめられた虎（tiger weakened or reduced）である。その出来事におけるA因子、虎を視るということは、（その出来事が一つの徴候である場合は）逃亡に費やすカモシカのエネルギー消費である。それは精力的な一つの反応である。しかし、出来事‐虎によって強要される（exacted by the event, tiger）エネルギーよりははるかに弱い反応である。（一五八ページ）

すこぶるわかりやすい、印象的な一節であろう。読者がカモシカの身になってみさえすれば。

次のいくつかの命題も「すべて同じことを意味し、右に述べたことの要約である。（虎‐に‐触れる、こと、もしくは一つの‐現在的‐出来事‐としての‐虎、は単に「虎」で表わす。）」

虎‐を‐視る、ことは切りつめられ、もしくは弱められた虎である。

徴候としての象面においては、それは「虎」とほぼ同じ質内容をもちただ量的に異なる。（ひろい意味ではそれも体験の質の差となる――接触の「烈しさ」のちがい――安永註。）

それは「虎」よりも少量のエネルギーを強要する。

それは、それによって「虎」が予見され、回避される一つの出来事である。そうしてそれによって「虎」のすべての結果が回避される出来事である。

それは未来 - における - 虎、である。それは未来に押しやられた死（death farther in the future）である。

それは一つの合い間を置いた「虎」である。

それはより長い合い間を置いた死（death at a greater interval）である。

（一五九ページ）

「すべての感覚知覚はこの方法で了解し得る。」それらは結果において、知覚する対象物との合い間の製造者である。その合い間とは質的／量的である。「わずか二つの出来事の種類から成り立つ実在においても、接触の烈しさの相違は、当の有機体の立場から見るならば、必然に質的差別でなければならない。そうでなかったならば、それら二つの出来事は量的一となるだろうからである。」

諸々の感覚のうちで、触覚のつくる合い間はもっとも短いといえる。形の上でまさに接触しているのだが、これは合い間がないという意味ではない。その合い間がさらに短くなるということは、圧力増大という言葉ででも表現するほかはない。しかしその圧力のために彼が「殺されて」しまうまでは、依然として主体と対象たるこの物との間には、合い間が存しているのである。彼が生きている限りは、この刺戟は彼の非・我の一部分であり、『パターン』のBとなっている。「この際、「合い間」というのは単に空間・合い間を意味するにとどまらない。それは俗に「もうちょっとで」といわれるような危い状態よりも或る程度の広さの安全感のマージンを与えてくれるような性質の或るものである。」（即ち真の危険が迫るまでに何らかの手を打つひまがあるというような、時間的合い間という意味も含む。）これは一人の観察者にとって、みずからを当事者として想像してみる（主体eを原投影し、同一視し、重ねてみる）限りにおいて初めて身近に感じ得るような或るものである。

この想像作用は（愛の場合ですら）も少しのところで完全というところまでゆくが、また決して「完全には遂行し得ない一つの心的操作」ではあるが、およそ彼が当事者の気持になってみる部分がなく、全く平静、遊離しているのだったら、彼は全く了解ということをしないだろう。

視覚と光

「すべての感覚のうちで、視覚は最大の合い間の製造者である」——これはすべての感覚のうちで、視覚が最も精練された感性である the greatest refinement of sensibility ということの別言である。進化のレベルにおいて「視る‐出来事 seeing-events」をもつに至ったということである。一つの「視る‐出来事」は、それと関係する「触れる‐出来事」と因果的に結びつく。前者は後者より、弱い出来事であり、後者の徴候としての役を果し得る。

光はあまりにも「速い」（この言い方をあとで註釈することになるが）ので、われわれは「視る‐出来事」自体の「間合い」性を意識しない傾向である。（光を発したものが光の背後にある、という風に二重に区別しては感じない——両者は一体としてただそこにある、と感ずる、ということ。）通常の心理で、「何かが見えている」ということは、それ自体の間合い性というよりも、そこから（もっと強い体験までの）間合いを測る基準点と化している。そこで「視る‐出来事」、あるいは光の経験の考察は、原著が一貫して強調している「説明」の問題点を照明するよい材料となる。

われわれが大砲の閃光を視た場合、音響はそのあとからやってくる。われわれはその閃光を視れば、その音響を覚悟することを学ぶ。閃光、音響、砲弾の到着、及びその後の結果は、互いに合い寄って一つの因果系列もしくは徴候系列をかたちづくる。それはすべての因果系列の共通終点、死へ向かって合流する。普通の言い方では、その閃光は音響の前に来る、と言う。これはその現象を過度に対象化した言い方なのである。その視る‐出来事は聴く‐出来事よりもエネルギーを強要する度が少い。言い換えれば、われわれは、一つの聴く‐出来事における刺戟よりも小さい刺戟にも反応するだけの充分な感性を具えている、ということである。実はそのことに、その閃光の以前‐性（before-ness）が存するのであって、それは何か絶対的に客観的な「前に来る」ことに存するのではない（絶対的な客観性、というものをわれわれは知り得ない。）もしもわれわれが、一つの視る‐出来事における刺戟よりもより小さい刺戟に感応することができれば、われわれにとって、その閃光よりもさらに以前の一つの出来事が存するでもあろう――何ものかが光よりもさらに速い速度で「やって来る」であろう。あたかも閃光が音響の徴候としての象面をもつように、閃光の徴候としての象面をもつであろうような何か一つの出来事が存するであろう。この系列の他の一端に位する危険と死からのわれわれの合い間はさらに一段と大きくなるであろう。このことは、まだいくらでも他の言い方で説明することができる。砲弾はわれわれの足元に届くまでにさらに長い時間を要するであろう。われわれは砲弾の旅程に必要な、さらに長い多少の時間を製造するであろう。

われわれと砲弾とのあいだの空間もさらに引き伸されるであろう。われわれは、言わば、その大砲の他・性を増大することになるであろう（つけ加えれば、同時に自らの自・性も増大することになるであろう――安永註）。（一六二ページ）

この一連の説明のあとに続く次の文章は、重要なこの章の中核である。

こんな言い方はいかにも変に聞えるかもしれない。しかし、もっとありふれた言い方をすれば、それはまた別の点で不満足な言い方になるのである。たとえば、光と呼ばれる一つの客観的な物があるとか、またそれが旅行するとかいうわれわれの前提から出発する言い方――これらは、われわれの視覚経験を説明する言い方としては一段まずい方法になるのである。何となれば、窮極においては、それらの言い方は、およそ絶対的客観性の観念を要請するあらゆる仮説が必然そうならざるを得ないように、事実において了解し得ない（actually unintelligible）言い方となるからである。（一六三ページ）

物質が「在る」のか。出来事が「在る」のか。光が「在る」のか。視る‐出来事が「在る」のか。「哲学においてはいつもそうであるように、問題は言い方の問題である。これこれの場合、われわれは何と言うべきであるか。言い方のよい形は何であるか――ここに「よい」形というのは、われわれが語る諸々の他の事柄に対して、その含まれた意味合いの上で、ただ僅かしか――できるならばいかなるものとも――矛盾しないような形」のことである。

「すでに（第1章）われわれは、客観的もしくは論理的説明が、説明の性質からいって説明になっていないという事実にもかかわらず、何ゆえにそれが一般に行われるかの理由をのべた。」それはわれわれをして予言を可能ならしめる。回避を可能ならしめる。しかしそれは経験を、各個別の人格的注意からできる限り遠くへ引き離し（これは完璧には不可能なので、そうしようと努力するだけであるが）、誰、時、所によらぬ同一なる或るものを想定し、比較・測定を行い、経験の変差する諸条件を発見しようとすることによってである。――その方法的前提を忘れる時（この錯覚には言語の定着作用も一役買う）、どんなことになるか、がここで論じられているのである。

例えば光という仮説的な物について――科学者が彼は出来事を探求しつつあるのだということを了解せず、またすべての出来事は一つのA・因子をもつものであることを了解しないとするならば、そこには極めてもっともらしい、しかし遂には解き得ない問題が発生する。例えば、科学者が無邪気にも光をば一つの物として引き取り、そこから出発してみると、彼はそのことに含まれる一束の意味をそれと同時に引き取ったことになるのである。――例えば、光は旅行するとか、恐ろしい速度をもつとか、もしも光以外にそれだけの速さで動くものがあるとすれば、その物の背面と前面とが相い合するために、その物は単なる面と化してしまうだろうとか。微粒子としての光、あるいはエーテルのごときものを想像して光波として考えられた光、物質としての光（フォトン photons）、旅行はするが旅行の原則に合致しないものとしての光（マイケルソン・モーレーの実験）……

（一七一ページ）

前章でも論じたように、「物質という単語も、了解し得るし方で使用することさえ条件とするならば、物質の一つの形としての光ということも、何ら翻訳を要しない文字通りの一つの真として立派に通り得る」であろう。光についての物理学的言い方は、「視る－出来事」が最高度の感性であるという言い方の、もう一つ別の言い方として（B面）、「辛うじて認め得られるに過ぎないのである」。

要するに「一秒間一八六、〇〇〇マイル」というのは実は感性の純化の尺度――視るために必要な感性の一つの尺度にほかならないのである。いずれの言い方（物理学的言い方と了解的言い方――安永註）も、われわれが視《み》得るという事実について何事かを語る言い方である。しかし前者は決して非常に優れた言い方ではないのである。何となれば、物理学者といえども同意するであろうが、その言い方は、言わるべきすべての他の言い方にしっくり当てはまらないからである。

（一七二ページ）

〔間奏 6〕 空駆ける精霊
――因果、神話――

この章は前章におけるもっと抽象的な総論のあとに来たので、むしろやさしかったのではないかと思う。死−回避の問題も、生物学の章以来のテーマで、抽象をくぐり抜けつつあらためてまとめられたものである。

光をテーマとした「言い方」の展示《ディスプレイ》も、初めて接すると驚きがあるかもしれないが（私にとっても初読の時、もっとも印象に残った箇所の一つだった）、読み慣れてしまうと当然のことに過ぎない。

科学論の領域でも、一つ一つの理論の相対性（各理論はそれぞれ自閉的な体系をつくるので、相互に真偽を決定することなど出来ない。ただどちらが実用的かというだけ、とみなす）を強調する立場は既に有力であり（たとえばハンソン[10]、一九五八）、その方が物質観の仮説性を忘れさせないのでよい。

ましてや精神医学の領域では、病者の主観的世界を「その身になって」了解しない限り、基礎的認識も治療も出発できないのだから、ウォーコップの方法論は実用目的ともぴったり一致している。私がかつて書いた「方法論」(6)はもちろんこれを下敷きにして私なりの思索を加えたもので、了解の復権と、さらにそれに科学性を加える狭義説明との関係を解明しようとしたものであった。その源泉としてのウォーコップを、今回ようやく自分の手で「公開」する機会を得たわけになる。

しかも病的な精神世界に理解をもたらすためには、これに加えて工夫が要《い》る。私の分裂病に関する、またその他の種類の精神病理問題に関する一連の論稿はその例であり、その全部を本書に再掲するわけにはゆかないが、エッセンスは第Ⅲ部に略述する。ここではより一般的な問題として、因果の問題にちょっと触れておこう。

既にウォーコップの論法になじまれた方には、「徴候系列」ということと「因果系列」ということ、また「時間的先、あと」ということが、関連して平行的に考えられていることを記憶しておられるだろう。これをもう一ぺんとらえ直してみると、常識的にごく普通に用いられている「因果」というカテゴリー対《つい》は『パターン』としてしか理解し得ないということなのである。というのも、素朴な錯覚としては因・果というのは自然科学としての、物質的必然法則のそれとしてあるかのように観念されてしまっているのであるが、それではいざ因が何であるか、果が何であるか、その関係が、本体が何であるか、ということになると皆目わからなくなってしまうのである。つまりヒュームが昔問題にしたように、われわれにみえるのは「現象の継起」にすぎないからである。なるほどそれは経験から帰納され、或る数式にあてはまることもできるということにはなるが、それではせいぜい確率の問題ということになり、主観的には必ずあるものと信じられているずっしりした因果の了解感と矛盾してしまうのである。

だが（もっと詳しくは私の「方法論」(6)で既に述べたところだが）これは矛盾でも何でもないのである。われわれの主観から出発してみれば、行住坐臥、帰納的因果の知識をもとに、徴候系列に応じてさきを予測し、回避、あるいは接近して、それなりの実効をあげているのが自明なのであって、これなしにはおよそ生きものという名には値しない。ウォーコップも言うように、われわれが因果を問題にするのは、それを徴候系列に応用し、われわれの死－回避、もしくは生きた挙動の基準となし得るからであって、それ以外の理由はない。われわれの自発行動（因）が、成功にせよ失敗にせよ、必ず何らかの結果（果）をもたらすということは、もうさかのぼりようのない、自明な了解事実であって、即ちこれは「因・果」という『パターン』をなすカテゴリー対《つい》の了解面、A→B面である。「自由」の基礎とも同一なこの面に対し、物質的必然的因果律は、正反対にみえるが、まさにそれ故に、純粋B面として『パターン』の中に包摂されている。（体験線上では「了解的因果」がeからfへ向かい、「必然的因果」が逆方向から制約している。）この純粋B面のみを自然科学的に、物質法則として定着させようと思えば、『パターン』の中の了解面、主観的因子をでき得る限り剝ぎとらなければならない。それは「物質」側からの「説明」であり、体験線を逆にさかのぼってくる因果列となる。そうやって得られたものが、それ自体として考えれば遂に了解不能なものとなるのは、その操作の結果として理の当然なのである。

もちろんこれは「因果」ばかりでなく、すべて『パターン』のうち、A面をはぎとった概念はみなそうなる。普遍抽象としてとりだされたもの、言葉で名づけられたものは、そのB的核だけを孤立させて考えればみなそうなる。ただそれを本来の形にかえすには、再びそこにAを付与し、「出来事」の感情にひたせばよい。そうすれば忽ちそれは生き生きとよみがえる。その時「言葉」はその論理的価だけではなくなり、曰く言い難い主観性の霧の中に包まれるのであるが、同時にそこには色とりどりの「質」の花が再び咲き出でるのである。

神話 myth や伝説 legend の問題は、本来は次章（美学）にふれられるべきテーマであって、理くつっぽいところはそちらにゆずるが、私は先日ちょっと奇妙であるが心ひかれる一つの神話を知った。それは中央競馬会発行の雑誌『馬銜《はみ》』（この美しい季刊誌[11]はあまり知られていないかもしれない）に吉田敦彦氏が書かれていたもので、「馬の神話学」と題し、騎馬遊牧民における神話の馬をめぐってのエッセイである。

この中に、中央アジア、スキタイ人の系統をひく一つの神話的叙事詩が紹介されている。黒海を支配する精霊の娘で、ゼラセという名の絶世の美女が居た。ゼラセはワステュルジという名の乱暴な精霊から激しい思いをかけられていた。(このワステュルジは、いつも三本足の悍馬に乗って空中を風のような速さで駈けまわっているということになっている。)しかし熱心な求婚にもかかわらず、ゼラセに嫌われてどうしても思いを遂げることができなかったワステュルジは、彼女が死んで埋葬されると、三日目にまだ美しい遺体の寝かされている墓室に、馬に乗ったまま乱入した。そしていつも彼が手に持っている魔法の鞭で打って死体に完全に生気を取り戻させてから、まず自分が思う存分に凌辱を加え、そのあとで自分の馬にも犯させた。すると一年後に、墓の中から赤ん坊の泣き声と、馬のいななく声が聞えたので、不思議に思って中に入ってみると、なんとゼラセの死体から、母親にそっくりな絶世の美女の女の子と、一頭の子馬とが誕生していた、……と言う。

この神話は、ギリシア神話にあるデメエテルの、その弟ポセイドンによる凌辱(ともに馬の姿に変身してなされた)、そして極めてそれに類似する構造をもった日本の天の岩屋神話(天照大神の神聖な御殿を、乱暴な素戔嗚《すさのお》が馬の皮を投げこんでおかす)の関連を解くべく、その伝播経路の中間項とみなし得るので、神話学上注目されているとのことである。

ただ私の見るところ違いもあり、馬が正面から主役であること、二人の間が姉弟でないこと、女性の側が始めから死んでいて、むしろその復活神話であること、などが気になるが、神話「学」上の問題はさしあたりどうでもよい。

ワステュルジは乱暴だが、男の立場としては妙に同情もできる感じがある。「空駈ける三脚の馬」のイメージはいかにも騎馬民族らしい。(同じ誌上でやはり馬をめぐる神話を論じられた護雅夫氏(12)によれば、キルギズ、カザーフの民に信じられた「八脚の馬」は、死者の霊を冥界に運ぶ馬であり、北欧神話の主神オーディンの乗馬もまた八脚である。)北欧の夜空に舞い狂うオーロラの光芒を想わせるこの神話であるが、私には「哲学」的連想もあった。

(実はウォーコップが原著の最後の章を、寓話の形でしめくくっている。それの詳しい紹介は本書では行わない予定であるが、そこに善玉の(女)妖精ローズボーン――Aの化身――と、悪玉の(男)妖精エレンチャス――Bの化身――というのが出てくる。それとの対比もあって。)

ワステュルジは乱暴というところもあって、どこかエレンチャスに相通じている。(ウォーコップによると男はどうしてもBがかち、女のようにAそのものになれないというイメージである。)馬は動物的本能の象徴とも、合理の乗り物(知性の象徴)ともとれる。

しかもワステュルジだけなら「不死」である（客観性の象徴）。ウォーコップでは二人の妖精は結局仲よくなり、ほとんど合体するが、この神話では美しい娘ははかなく死に（死すべきものとしての「実在」）、しかし慟哭と未練のゆり起しによって一たんはよみがえる。だがその合体は強姦に近いものであった……。この辺の構造はウォーコップよりずっと悲劇的である。（しかし人生とは、むしろそれに近いのかも知れないのだ。）しかも、強姦であっても子（或る、生きたしるし）は生まれ、生《せい》は次代へと伝えられる。……

7　美学

この章は、原著の実質的最終章である。章の始めに若干の復習的総括があるが、これも本章の中心主題をわかりやすくする準備である。

今まで縷縷《るる》と述べてきた説明の性質からみて、次のことは明らかになった。——「精神現象に対して一つの『パターン』があり、またそれとは別の『パターン』が物理現象に対してあるのではないということ。これら二つ（精神と物理）が、いずれもそれ自身では無意味であること。」

両者はそれ自身でもすでに一つの『パターン』であり、そうして、この両者を併せても一つの『パターン』をなす。あるいはむしろ、両者を併せて一つの『パターン』を成すのではなく、単純に『パターン』を成す。

もしもわれわれが思い切って物事を質的にのみ見る見方をとり、それらを量的にのみ見ようとする見方をやめてみるならば、あらゆる全体のあらゆる個別的部分はその全体の縮図となる。あらゆる個別的な物は宇宙の一つの縮図となる。（一七四ページ）

ただしくどいようだが、われわれがそれを、「われわれがすでに死せる者であるかの如き」眼で見ようとしない限りにおいて。でき得る限り根源的な、愛する自我で、そうしてまたでき得る限り「恐怖し、予見し、対象化し、否定する自我」でない自我によって見ようとする限りにおいて。

こう言ったからといって「死もしくは物質が、その副次性のゆえに、つまりその実在性が生命もしくは自我、われわれが生きているという事実に依存しているという理由によって、決してわれわれ生きものに対するその実在性を減ずるものではない。」しかし「ベルディアエフの言うように、実在の性質は、対象にのみ注意を集中することによっては決して了解されるものではなく、対象を含む実存的主体を了解することによってはじめて了解される」のである。

「ところで、われわれがそうしようと思っても思わなくても、ほとんど全部が主観的であるような了解力をはたらかす場合が一つあっ」て、それこそ「他人を了解する」場合なのであるが、他方の極として客観的、科学的な知性の働き方がある（でき得る限りまで主観性を消そうとする意志によってそれが可能となる。）すべての了解は大体その両極の間のどこかに位置するような了解⇅なのであるが……さてこのスペクトルの間に、ちょっと「毛色のちがった」ものもないわけではないのである。

推論に推論を重ねたあげく、存在も、また了解された存在も、いずれも『パターン』の充足されたものであるという意味において、すべては『パターン』であるという結論に達する時、ここらでひとまずたちどまって、次のような風景はいったいどんな感じがするものかを一考してもいいであろう——もしも、われわれが何らかの方法で、すべてが『パターン』風にできている実在から抽出された『パターン』、それ自身が立っている『パターン』というものを観想することができて、その結果として、すべての現実の事物を現実たらしめるのみならず、それらを思惟の上でも現実たらしめているものを打ち眺めることができたとしたら。もしもそれができるとすれば、いったい哲学の要はどこにあるというのか。直接経験からの知識が欠けておればこそ、われわれは推理によってその欠を補う。しかし一たん眼を開きさえすればそれで万事了解ずみになるとすれば、誰もわざわざ推理によって自分を納得させようとする努力を払わないであろう。（中略）

（一八一ページ）

突然ゆらゆらと燃え上がって暖かい一つの生命の焔（中略）……魂の中のひとつのうごめき、自我そのもののひらめき、悦ばしくもまた悲しい、不可思議なる、経験の第三秩序、あたかも生と死がわれわれの凝視の眼前に数瞬間、左右に開いて辛うじてバランスを保つともいうべき摩訶不可思議の霊験……

（一八二ページ）

『パターン』へのそのような直接知覚というものがあり得るであろうか。「われわれは『パターン』そのものを目撃することができるか。それとも、すべてのものは『パターン』風にできていることの証明だけで満足すべきであろうか。芸術とは、まさにこの問いに対する人間の回答なのである」とウォーコップは言う。芸術とは具体現前した哲学である。「それは哲学的思惟によることなくして到達した、哲学の結論である。」……一つの芸術作品は次の点でその他のものと異なる。――芸術家は一つの作品をば特に著るしく『パターン』性に富む一つの物たらしめるためにはたらくので、その結果として、その作品を観想することが、物の経験というよりもむしろ『パターン』の経験の性質を帯びてくるのである。その作品とは、そのものの物・性よりもそのものの可知性が前景に押し出されている一つの物である。それはわれわれが、半分でなく完全に了解するために考案せられた一つの物である。芸術作品はそのような稀有の経験をわれわれに与え得る一つの物である。それは質的／量的各部分の一つの全体であって――ずらりと並んだ六個の一銭銅貨みたいに、各部分の単なる寄せ集めではない。従って、いかなる部分も全体の縮図であり、そうしてその全体は、すべて実在の縮図そのものである。そうして、強調のための無数の各部分があり、そのために観《み》る者（もしくは聴《き》く者、というのは、この言葉はいかなる媒介による芸術にも当てはまる）は満心すべてこれ『パターン』によって滲透せしめられ、彼の意識は、物としての物よりも、むしろ『パターン』としての物に充ちあふれる。　（一八三ページ）

「そのようなバランスの瞬間こそ、死すべき人間の了解が最大の包括力を発揮する瞬間なのである。わずかに神の了解力がこれを乗り越すのみである」、とウォーコップは言う。（ウォーコップが「神」について触れているのは原著でここだけである。芸術論はまだ続くのだが、ここでちょっとウォーコップの「神」観をみてみることにしよう。）

「死すべき人間の（神の、ではなく）了解力に対して一つの限界を置くところのものは物の現実性である。われわれは物なくしては『パターン』をもつことができない。」物、即ち一つの「対象」、半分の『パターン』、孤立した非・我、それらは「一つの不可解性」であるが、「それがなければわれわれは実在の『パターン』を観想することができない。」しかし物なしに『パターン』を知る存在があるであろうか？

　ウォーコップの論は神の存在の〝論証〟ということ自体の自覚も含めて慎重であるが、要点は次の如くである。

　すべての実在――実在について感じ、もしくは考えることのすべてを含めて――は『パターン』の充足ということである。このことは、『パターン』を実在の原因とすることではない。しかし確かにそれは、『パターン』を実在の非・物質的作因、もしくは許容条件とすることである。それはわれわれをば、従ってわれわれのすべての実在をば、〝何かしら意識であるようなひとつの統一、における差別〟とすることである。われわれは神の非・我である。……　（一八八ページ）

私流に要約すれば、神とは、われわれ各自の『パターン』、われわれ各自のAをさらにBとみなすところの、超『パターン』、超Aである。

この場合の「われわれ」は、物質が人間に対してもつ意味でのBではなく（何となればわれわれは神を殺すことはできないから）、一つの生きた挙動――たとえば愛――において物質が（愛する幼児、愛する女性の形において）果すが如き意味において、まさに神の非・我なのである……。

神についてはともかく、人間の境位について、一滴の水にたとえて述べた次のくだりは印象が深い。

人格、個別的自同性、自性――このものは、われわれが死すべきものなるがゆえにのみ、われわれにとって可能である。未来-における-死、がわれわれを個別的自我たらしめる。そうして一つの現在的-出来事-としての-死は、その自性の終末である。満々と水を湛《たた》えた水槽から飛び散った一滴の水は――その一滴が水槽の外側にあるあいだだけ、ひとつの自同性をもつ。それはそれ自身である。それは他のすべての水滴とは他のものである。そうしてまた水槽の内側の大きな自同性とも他のものである。さてここで、その水滴がその水槽に復帰したと想像せよ、そのとき、一つの疑問が生じ得る。その水滴はどこにあるのか。それはいまだ存在するのか。或る意味では、もはやそこには存在しないと言い得る。その水滴の論理的、もしくは空間的限界は失われてしまった。そうしてそのことからして、それをそれ自身と同一視する道ももはや失われてしまったかのごとく見える。しかし、一つのものの論理的、もしくは空間的限界が、そのものをそのものたらしめるのではない。それらの限界は、それが何でないかをわれわれに決定せしめるという道筋を通して、それが何であるかを単に、言わしめるだけのはなしである。

未来――における――死は、それなくしては、われわれが何らの個別的自同性ももたないような条件である。それなくしては、われわれにとって何らの主観／客観物も、また何等の非・我もないであろう。われわれの状態は、絶対の主観――われわれのあらゆる生きた行為において到達しようとあせりながら、理の当然として（図I-5参照）決して到達することのできない状態となるであろう。現在的-出来事-としての-死は、まさにそのあせり striving の終局である。またわれわれの個別的自性の終局とも言わざるを得ないものである。それは、まさしくわれわれが水槽へ復帰する瞬間である。あるい

は、ワーズワースのさらに適切な呼び方によって「われらの宮居《みやい》、わが魂のふるさと」へ帰還する瞬間である。　（一八八ページ）

「それにもかかわらず、われわれは死ぬことを欲することができない。」……神が生きものを作ったとすれば、「必然に他の、もろもろの生きものをも作らざるを得なかったのである。」「それらのものを他にすることは、それらを各個別的生命、もしくは自我たらしめることであった。」そしてそれはまた、「つまり、それらを死すべきものたらしめるということである。」

神「学」的な議論は一先ずおこう。美「学」の領域においてもまだまだ言うことがある。芸術家が、音、もしくは視力、もしくは言語を材料として働く時、彼等はいずれにせよ「一つの物を、われわれの了解のために極めて『パターン』風にしてみせてくれる。」ただの物、ふつうの物では、まだその中の『パターン』強調が不足しているのである。（ふつうだと、「『パターン』の存在に気づく、というだけでも大したことで、むしろ全然『パターン』というものに気づかないのである。」）「一人の詩人がその命題に表わされた思想（言語上の全体）をば、たとえば一篇の十四行詩《ソネット》に変形し、」「その思想を十四の統一においてリズムを強調しながら、またその全体において釣り合いを強調しながら語るとき、」——

「詩人の手にあるものはまさに一つの喇叭《らっぱ》となり、たちどころにしてわれわれは了解する。それ、つまりその命題の単なる論理的意味、その命題が「について」語るところのものは、今や、すべてを包括する命題の縮図としての象面を帯び来り、しかもその間《かん》に何らの推理過程を含まずしてそのような縮図となる」……。（一九二ページ）

「ところで一つの命題の芸術・体験が、その命題が「について」語ることよりもむしろ、その命題の『パターン』の経験であるということを根拠として、〝それゆえに、すべての詩のなかで最善の詩とは何事についても語らない詩である〟と思うのは誤りである。」芸術も何ものか「について」でなければならない。言葉も何らかの論理的意味をもたなければ言葉にならない。その内容があまりにも弱ければそれはよい『パターン』にならない。（それも一つの経験ではあるだろうが、さて何が強調されたのかさっぱりわからない。）論理的意味内容が「その『パターン』に対して従属する程度にはあらゆる段階を認め得る。」たとえば叙情詩と叙事詩では、前者の方が従属性が深い。「美学的原理からいえば、それは深い程よいのである。しかし内容は無であってはならない。」

「ビム・ベム・ブム・バム」（私はうろ憶《おぼ》えに引用するのだが）——これが数年前に出版された或る真面目な一篇の詩の第一行である。第二行は「ブム・ビム・ベム・バム」で、第三行は「ベム・ビム・バム・ブム」で、第四行は同じ音の順序をも一つ変えた何かの配列で並べられていた。この詩はいくつかの四行節《クオトレイン》から成り、すべてが同じ原理と同じ音でできていた。その効果は芳ばしいものではなかった。その詩は、統一としての象面において薄弱である。その詩がいつ終ったかは、その詩がどこまで続くのか調べてみるより外に知りようがない。それはまさしく、その詩が何ものについてでもなかったからである。その各部分は全体の縮図でもなかったし、かといって、その全体が宇宙の縮図でもなかったのである。（一九四ページ）

絵画・彫刻・建築などでもこの関係は同じである。視る出来事はほとんど不可避的に、その物が徴候としてもつ象面にわれわれを関係せしめる。しかし「この動きは、われわれが一幅の絵画を視る場合には或る程度まで停止される。それはわれわれが視つめつつあるのが絵画であることをわれわれが知っているからである。」その絵画が極めて実物に近い場合には、それは日常的出来事に類するものになる。絵画はその主題が、多少ともわれわれの日常性を崩し、「何でもかでも一つの対象物として視るわれわれの習慣を打破して、何ものかは一度くらいは主観／客観として視せてやろう、」というものでなければならない。他方「抽象絵画は、その統一面においてあまりに弱くなりすぎる傾きがある。各部分は各部分としてとらえられるであろう。しかしその各部分はあたかも碁盤面の碁盤縞のようにむしろ量的部分であり、たとえ色彩の助けを借りるとしてもその全体が何となく、知的・墓場的なるもの、に傾く」のを避けることがむつかしい。

「物についてであることに依存することの最も少ない芸術は音楽である。」聴く・出来事、それも歌でない音《おん》は、視る－出来事に比べ、意味がはるかに明瞭でないためである。画家の苦心は、意味のありすぎる対象からいかに通常の意味をはずすか、というところにあったが、音楽家の苦心は画家の苦心とちょうど反対で、この無意味な音の塊りをいかに質的・統一として受けとってもらえるように構成するか、ということにある。（よくあることだが、長大な曲は、聴くものがよほどの音楽的能力をもたないと、一つの統一として把握し切れず、ただ切れ切れの部分を追うばかりになる。）

もしもわれわれの意識力が極めて大きくあれば、どんな貧弱な『パターン』、つまり、統一が極めて弱く、差別も極めて僅小な『パターン』、また反復によって強調の行われない『パターン』でも、われわれに一つの芸術経験を与えるに足るものとなるであろう。われわれは「世界を一粒の砂において視る」（ウィリアム・ブレイクの有名な言葉）であろう。

（二〇一ページ）

「仮りにわれわれがそのように視たとして、」他方同じく世界を一つの「山」に視た時、この両場合はどう違うのだろう。多分われわれは、「一粒の砂に視る方が山に視るよりよさそうだ」と言うことになろう。というのは、山の方が「あまりにも物・性に富み、」それを統一するのにはあまりの多くの質（私の主観的特殊性）を要するので、山を『パターン』として視ることもできないことではないのだが、そうしてみたところで、「砂を視る時ほどには純粋に『パターン』の相を帯びてこない」。一粒の砂の方は「それほど私を拘束しない」。いわば『パターン』の純度が高くなるのである。――「つまり、神の御心の中にある『パターン』に、より近く接近する」であろう、とウォーコップは言う。

この議論は一つの芸術作品と他の芸術作品との優劣をいえるか？　という微妙な問題に関係がある。この優劣は「技術の原理に訴えて極めることは不可能である」。とすれば「すべての芸術的技術がそれに向かって案内役になっているところの」原理そのものに従わねばなるまい。美「学」はこの基準を提供し得るであろうか。ウォーコップは冗談めかしてであるが、バッハとチャイコフスキーとどっちが高尚であるか、チャイコフスキーの好きな君の趣味は少々劣ると美学者は証明することができるであろうか、と設問している。「美学者は、彼の出発点を意識の分解に置かない限りは、この問いに解答し得る可能性は一つもない。」美学とは単なる趣味の問題だ、という「おしゃべりを封ずる機会は一度もない」。「しかし意識とは本質的に何であるかをわれわれがひとたび言い得るとき、その時はじめてわれわれは、いわば意識の最高公因子 highest common factor とも言うべきもの、それに触れることによって各人の意識が同一になり、それの言葉で語る時、趣味の相違が量的差別として表現され、従って比較し得る差別となるが如き或るものに到達することができるのである。その時はじめてわれわれは、美学の一理論をもつといえる」、とウォーコップは言う。

「芸術は実在の『パターン』を示顕するArt reveals the pattern of reality.」その意味はもはやくりかえさない。芸術体験の「一瞬のバランス」は他の瞬間のバランスから、「その精緻性refinementという点において識別することができる」。「客観的には一トンは他の一トンと、一オンスは他の一オンスと、正確な等しさをもっている。しかし主観的／客観的にはそうではない。世界が一粒の砂において観ぜられたときの意識のバランスの瞬間は、世界が一つの山において観ぜられた時よりその精緻度がより大きく、了解がより広汎な瞬間である。山の場合には両側の天秤にはより多くの量が載《の》る」。

そこ（山）に生れて来る『パターン』は、地より出でて土に属する〔コリント前書一五・四七〕ものであり、それはわれらの死すべき人間性によってより多く決定せられるのである。それはむしろ死すべき人間、われわれが、山として山を視ざるを得ない『パターン』であって、その山が充足する（fulfil）『パターン』ではない。これらの譬喩《ひゆ》において、一粒の砂が一つの山に対してもつ関係が、まさにバッハの音楽がチャイコフスキーの音楽に対してもつ関係である。また、それと同様に、芸術におけるすべてその他のいわゆる「趣味の問題」も、自我もしくは意識という共通素地における、量的差別のなかへ選《え》りわけることができるのである。　（二〇六ページ）

この章の最後（従って原著の実質上の最後）に、ウォーコップは、「われわれは、本質的自我については、思う存分に論理的であることができる」と述べている。（それは、集団的にすべての人に対して妥当するのみならず、同時にすべての各個別的人格にとって妥当する、という意味において。）これは原著の巻頭に近く述べられた、一つの要請《とびこみ》だけが必要である……「そしてあとの推理操作ということならば、ほとんど誰にでもそれはできることなのである」という言葉と響き合っている。

〔間奏 7〕露の玉のきらめき

ウォーコップの「美学」は、私が今まで読んだ美学の中で最もおもしろく、納得もいったものである。哲学の本の中で、最後についでのように美学にふれているのはよくあるのだが、本論とのつながりがあまりはっきりしないのが多い。それに比べるとウォーコップの場合、一筋に貫きつづけてきた論理の矢がそのままの勢いで、美学においてもぴたり的を射ぬいているのが見事である。

もちろん美の問題は複雑神秘を極めていて、これで万事終り、というようなものではないだろうが、もっとも肝心なところがおさえられている感じだし、ことに小さなもの、軽いものがより refine されたもの、という認識は、価値の高下ではなくして、実感的によくわかるところがある。もちろんただ小さいからいい、というような簡単なものではないが。(真の技巧は必要である。『パターン』純化は安易《イージー》なことではない。)大作、巨作主義の強迫観念を崩壊させるに足る一刺《さ》しである。そう言われれば……といくらでも思いあたる。私の正直な体験として、交響曲よりもよい歌曲(たとえばヴォルフ)に、より純粋な悦《よろこ》びを感じた。小説でも私の好きなのは少なくとも超大作ではなく、構成もあまりごてごてしていない作品である。童話でさえ、しつこいものはあまり好きでない。画では、完璧に描きこんだものより、やや未完成な、粗いタッチのもの、場合によってはデッサン等の方に不思議に感動を覚えるのに、何故だろうと自分でも不思議に思ったことがあるがその理由も今ならばわかる。

今、私の視野にあるテレビに、昭和初年代の忘れられた版画家、藤牧義夫氏の諸作品が放映されている。斜めに見た白鬚《しらひげ》橋、屋根続きの都会の地平線に赤くにじむ夕陽、隅田川の川波など、見様によっては稚拙ともいえる素朴な木版画の描線が、何故こんなに感動を与えるのであろうか? 以前浮世絵の手描きの原画を見たことがあるが、これは面白くなかった。やはり木版の肌という間接媒介を一つおくことによって、『パターン』性がもう一段解放されるかのようである。また画は見る条件にもよる。前から感じていたことだが、絵画はテレビ画面で見ると少なくとも画集でみるより美しく、感動が大きい。これは画面が光を発しているためもあるが、テレビ画面という舞台装置が、物質性、現実性をかなり遮蔽《しゃへい》するためかとも思われる。（その意味では、映画館のスクリーン上で見れば一そうよいだろう。）画の場合、画面の大小ということはかなり関係する。もちろん主観的なことだから、小さな絵ならこちらが近づいて行けばいいわけであるが、少なくとも視野の三分の二位は占めるようにしないとつまらない。心的にもかなり積極的にその画中に没入する努力が要《い》る。それに比べると音楽の方は向うからやってきて、こちらを乗せてくれる影響力がある（時にはそれを嫌悪していてさえ乗せられてしまう力がある）。

……私は今、ふと思いついてレコードをひとつかける。磨香の「冬の華」である。第十四回世界歌謡祭の優勝曲であるが、結局そんなにポピュラーにはならなかった。「冬に咲く青い華　冷たい砂漠に落ちていた……いつまでたっても枯れないで　毎日涙をあげるから　時を越え　冬の華よ　いつでもお前は綺麗だよ」たしかに歌詞もちょっと抽象的だし、曲も一種悲調をおびていて、ヒット曲の要件からははずれている。しかし私はこの歌が好きだ。一般人気《にんき》などは関係ない。そういえばベストセラーだとか、作者が有名人だとかいう類のことは、『パターン』純化にはむしろ邪魔になる。
『パターン』の概念に結局は吸収されると思うが、芸術作品というのは、或る原体験を、一つの象徴として代理するものという言い方もできる。原体験（それはその時々の感情風景というようなことでもよく、もっと大きく人生の一つの局面、あるいは人生そのものといったようなスケールのものでもよい）それ自体は直接表現（再現）不可能なのに、或る縮約され具体化された象徴が、同じ感動を誘起する。（たとえば或るト短調の音楽が、悲しい感情を誘起、再体験させる。）このような、形はちがうのに同じ「質」体験を与えるという種類の象徴を、渡辺護[13]氏に学んで体験象徴 Erlebnis symbolik と呼ぶ（他の名づけ方もできるだろうが私はこの言葉が好きだ）。いわゆる芸術ではないが、神話、伝説の類のもつ魅力と意味は、やはりそれらが人生基幹の原理の、体験象徴たることに存する。それはともかく、あらためて考えてみるに、原体験とこの体験象徴とのあいだには一体何があるのか？　この距離、落差が昇華《サブリメーション》をもたらすのだが、はなれていて、しかも引きあうこの引力の空間は一体どういう構造になっているのか？　――これは言語一般にもつらなる問題で、本書なりの力の範囲で、第Ⅱ部においてもふれることになる。

もう数年も前のことになるが、或る初夏の朝、庭に出た私はまぶしい――極めてまぶしい光の箭《や》に眼を射られた。それは数メートルかなたの茂みの上の露の玉が、折から隣家の屋根越しに現われた朝日の光を受けて反射しているのであった。私は、こんなまぶしいものは見たことがないと思った。次にそれは、発光体が点のように小さいので、なおさらそう感じられるのだとわかった。（太陽そのものを見たとすると、まぶしさは「面」状になるので、防衛姿勢や対比効果などの理由で、意外と露の玉のまぶしさの感じにならないのである。レーザー光線なども、物理的量としてはより強くなるかもしれないが、その直進性の関係で、おそらくダイアモンドのように光を散乱する露の玉の効果とは異なってしまうだろう。そして言うまでもなく、原光源としては太陽よりも強いものは考えられないのである。）その時私が想い出したのはウォーコップの美学理論であり、同時にその中の水滴のたとえであった。

われわれは一滴の露の玉の如き存在だけれども、時において宇宙における神、太陽の光を照り返すことができる。それも時に、太陽そのものよりもまぶしく……。

第Ⅱ部　「言語」をめぐる考察

1　思想の趨勢

くり返す形になるがウォーコップが原著を書いたのが一九四八年、深瀬基寛氏が邦訳を出されたのが一九五一年（昭和二六年）、私はこの時（医学生時代）これを読んでいるが、のちに分裂病問題にからめて精神医学界に紹介した最初が一九六〇年（昭和三五年）である。初読以来ということになると、もう三十六年が経過している。この間社会も激動し、思想潮流も屈折をくりかえした。戦後はいわゆる実存主義が他を圧する勢いがあったが、次第に構造主義が台頭し、近年に至るやポスト構造主義、脱構築が流行である（この系統は言語学概念を下敷——拠りどころにしているのが特徴である）。さらに現象学、マルクシズム、フロイディズムが、それぞれ独立の個性を保持し続け、前記の流れとからみあって、あるいは相打ち、あるいは融合の気配をみせている。一方、もちろん忘れてならないのは、コンピューターとバイオテクノロジーを頂点とする物理学的世界像のめざましい展開である。

私がここで何を言いたいかというと、これらめまぐるしく多様な変動のさ中にあって、ウォーコップ的ものの見方が、変らず安定した視点を供給してくれた、ということである。私は哲学や思想の扱いを専門の業とする者ではない。精神科の臨床医として、日夜病者と哀歓を共にしている生活者に過ぎない。ウォーコップを理論にとりいれたのも、まずはそれが分裂病理解に有用と思われたからであって、それ以上でも以下でもない。

しかし同時に、それは私が読む機会をもったあらゆる哲学・思想書に対して、絶好の指導書、入門書の役を果してくれたことを今さらにして思う。というのは、ウォーコップの枠組みからみると、或る「思想」が、一体何を強調しているのか、どこを問題にしているのか、という辺が、実によく見える感じが（少なくとも私には）するからである。それぞれの新しい寄与を評価できると共に、どこが行き過ぎか、不健全か、というようなことも見易くなるのであった。私は、押しても引いても動じないような重厚な性格には恵まれていなかったのだから、四十年近い間周囲に翻弄されても混乱に陥らず、何とか狂わずにやってこられたのは、かなりの程度、ウォーコップのおかげと感謝せざるを得ない。

さて私心をかなり割引きして考えてみても、少なくとも現代尖端レベルの認識は、ウォーコップの示した指針に反するような方向には行かず、むしろ幸いにしてその方向へ動いているように私にはみえる。例えば最新刊の『科学的方法とは何か』(1)（中公新書、昭和六一年）をひもといてみる。ここで議論されていることは数学、生物学、経済学、と全般にわたっている。数学でいえば「非ニュートン的方法」（フラクタル幾何学など、自己相似的形成の論理を用いる）などさえ、ウォーコップの方向にあるものとみなせないことはないが、ここでは私の職にも近い生物学の話題をとってみよう。黒田末寿氏が、サル学における観察↓理論化に際しての日本的特徴と西欧的特徴ということを述べておられる。それはもう「個体識別」の段階から入りこんでくるのであるが、たとえば個々のサルを〝横着そうな〟とか〝過保護のボンボン〟というような主観的思い入れ、つまり直観的擬人的に、パーソナリティー的に把握するやり方（今は極端な例だが）を、日本のサル学は伝統的にとってきた。これと対比的に言えば、西欧のサル学は全く〝客観的〟に記述し得る個々の標徴（これも極端な形で戯画的に言えば、顔の長さ、鼻の長さ、斑点の位置など）で個体識別する。この差は結局サルの行動の了解、群れ（社会、カルチャー）との関係の了解にも及び……結論的に言うと日本のサル学の方が注目するに足る新らしい認識をつかみとったのである……。

黒田氏はこのような行き方（今西錦司氏以来の方法）を「同」↓「異」の方向、即ち〝「同じである」（この場合サルも人間も同じだろうという前提）というところから出発して「異」の方に（違いの発見に）向かう〟という構造という形で要約しておられる。（逆にヨーロッパの場合は、「異」から出発して「異」に終る、という自然観といえる）。

この相違は古くから言われている東西の文化差（宗教観にまでさかのぼれる）の例とのみみられてしまうかもしれないが、もちろんそれだけではない。「同」から「異」へということはまさにウォーコップの『パターン』認識であって、人間の認識はいいにも悪いにもそれ以外に始まり様はないのである。ただしもちろん「異」の認識はそれなりに弾《は》ねかえって新たな「同」のつきあて《ヒット》を要求してくるから、第I部5章に全体↕部分と書いたように、認識の運動は↕の交互作用の全体である（そういう形で精錬されてゆく）。ヨーロッパの科学的精神とは、その中から主観性要素（『パターン』のA）を極力拭《ぬぐ》い去ろう、（そうすれば異論を許さぬ客観性、予測可能性が得られる）ということで出発したのだがその教条化が行きすぎると自縄自縛になるのであって、ウォーコップはこれを警告したにほかならない。日本の場合たまたま教条化も骨がらみになっておらず、風土的にもAを生かしやすかったので、ちょうどいい工合に行ったが、もしこれが無自覚であるとすれば工合わるいことで、方法意識をしっかり持つべきであることには変りはない。

この例ではもう一つ問題点があって、それは「今西的自然観のホーリズムは、全体主義（群れ全体のために個を犠牲にしてもよいというような）につながるおそれがあるので気をつけねばならない」という問題指摘にあらわれている。

概念があいまいだとまさにそうなってしまう（この場合「言葉」経由の錯覚性も著しい）。個体の同一化機構（原投影）はたしかに群れの凝集、単位化に一役買う。——その前におそらく、環境全体へ順応した器官形成自体にも、もともと一役買っている。しかしここでウォーコップの議論（生物学、および、ことに社会学の章）を思い出してほしいが、個体が個体といえる限り、個体の論理は、種 species あるいは類 class の論理から一段抜け上っている（『パターン』上位にある）ということを忘れてはならない。種の論理が「必然」たるのは、それが存続装置《サバイバル・メカニズム》、死－回避にかかわる面においてのみである。個体はそれ以前に、より本質的な面、生きた挙動の面をもつ。個体が群れのために自発的に自己を犠牲にすること自体はあり得て、それは（幻想にもとづくものとも言われ得ようが）大きな愛の行為である。しかし、もしそれをイデオロギーとして強制装置とするとすれば、これより大きな錯倒はない。いわんやその実例のほとんどが、死－回避そのものについても無効な愚挙（不合理）であるにおいておや。悪しき全体主義とは、このように本質をみぬき、愛をすりかえる悪魔的誘惑性もともにみぬきつつ、廃棄さるべきものである。

注意すべきは『パターン』把握そのものが、こうした結論を同時に引き出してくることであって、私が「社会学」の章を特に重視する理由もそこにある。単純なホーリズムでは、たしかに全体主義を論破できない。

2 精神医学にとっての言語学

この第Ⅱ部は言語を主題にとりあげるつもりだったのだが、前おきがつい長くなった。第Ⅰ部ですべてを紹介するわけにはゆかなかったのだが、ウォーコップはほとんど全章において言語への言及を行なっており、言語への関心は並々ならぬものがある。論理実証主義の洗礼は既に受けていたはずであるから、当然ともいえるが、彼の各コメントを寄せ集めれば、われわれが言語の性格に関して一応留意すべき注意点というものは実用的には尽されている、という観がある。だがそのあと、構造主義以降……言語（もしくは記号）なるテーマは一そう肥大して、思想界を覆いつくさんとするばかりの勢いにみえる。もっともよくみると、それは質実な言語の学問そのものと言うよりも、特定の科学や思想の背景、拠りどころとして想定される言語であり、いいかえれば言語の一般原理が問題にされているのである。

人間が「言語」を正面から問題にする、まさにそういう時期にさしかかった、ということは私にもよくわかる。それに、専門家ではなくても、言語に無縁な生活人はいない（私の職などもずいぶんと言語に依存する職である）。私は私なりに生き生きとした関心で諸論に耳を傾けた。困ったことにこれが意外にむつかしい。学派だけでも無数にある。基本的な概念すら何か釈然としないところがあり、安心して使えないのである。……この、つかまえたとたんに何かすりぬけて行くような性格は、「言葉をつかって言葉を対象とすること」自体に伴うパラドクシカルなむつかしさなのでもあろう。

いずれにしても私としても、そろそろ「言語」の問題をほうってはおけなくなった。それには個人的事情もあって、分裂病の精神病理の問題を長年理論的に追ってきた今、ここらで言語についての私自身の定位を、それなりにまとめておく必要に迫られたからである。それは体系発展からの内発的要求としても生じたし、他方、外からの——諸思想の到来とおのずから対決を生ずる時期に来た、という面からも生じた。後者の面として、私としての疑念、ないし宿題として想定された問題点は集約すると次の三点になる。

1　（少なくとも一部で強調されている）言語の「差異性」なるもの、「構造性」なるものの強調は、それ自体もっともではあるが、少し強調され過ぎてはいないか？

2　精神病理に特に関連してこの方面の重要人物をただ一人あげるとすればラカンに指を屈しなければなるまい。しかし彼の難解な言語論、無意識論、分裂病論の真価はどこにあるのか？　ラカンとはいかなる「精神」であるのか？

3　最新の潮流としての脱構築、脱コード、「分子《モレキユール》」化の思想は何を意味するのか？

これらの問題をめぐる私の試論は、実はその基礎篇を既に専門年刊誌に公表し（「精神医学にとっての言語あるいは言語学——ことばと分裂病のための基礎論」(2)）、さらに続編を準備しつつある。詳細についてはそれを参照されたいが、ここでは多少視点をかえつつ、要約を試みてみよう。

わが国で精神病理学と言語学とを結びつける考察ということになると、宮本忠雄氏の先駆的論稿があって（「言語と妄想」(3)一九七二年、「妄想と言語」(4)一九七四年）、まずこれを出発点にしなければならない。この論稿の考察範囲は、幻聴や思考障害にも及んでいるが、中心は表題の如く一応「妄想」としてよいと思われるので、その範囲で考える。

この論文は私の同意できる点もずいぶんあるのだが、議論の必要上、疑念ないしは保留をおきたい点を主として述べる。

まず、幻聴・妄想に関しては宮本氏の論点に対し、臨床事実上の若干の疑問があるが、これは少なくとも修正可能な程度のことであるし、前記私の別稿にも述べたのでここでは略する。

次に「言語なければ妄想はない」という一般的テーゼに対しては、文字通りに、また実用上の見地でうけとればなるほど真ではあろうが、この「なければ」の意味は実は複雑であろう。「言語なければ思考一般はない」という考え方の適用なのであろうが、これ自体はそうかんたんに断定できるものではない。この種の言い方は後述の、言語学の一部にある極端な言い方の例にも通ずるもので、単純にうけとりすぎるとかえって有害であるようにすら思えた。

第三に「意味するもの《シニフィアン》」と「意味されるもの《シニフィエ》」の解離という言い方が出てくる。これは言葉の「意味するもの《シニフィアン》」のみの孤立、あるいは「意味されるもの《シニフィエ》」のみの孤立、さらには両者の、世間通常の結びつき方とずれた結びつき方をする、などの臨床現象を指して用いられている。

ただそれだけの用法としてならそれはそれでよいのだが、それだと、何か単に言いかえただけという印象になってしまう。私がここで感じたのは、むしろ「意味するもの」「意味されるもの」という概念自体のあいまいさであった。ことに宮本氏の用例では、これが狭義の言葉にばかりではなく、一般的な環境知覚（これを「意味するもの」とする）とそれへの意味づけ（これを「意味されるもの」とする）という関係についても（何の留保もなく）適用されているので、余計その感を深くする。（こうしたつかわれ方は記号の定義の拡散の結果今日では珍しくないだけに気にかかる。後述するようにそれにはそれなりの事情もあるのではあるが。ただ、たとえばここの場合でも、狭義の言葉使用だけについていえば、妄想患者においても、何の「解離」もずれもないことは、中山、柏瀬が批判した通りである。[6])

この点については、一般言語学概念そのものにもまだ問題があるのではないか(精神医学によるそのとりいれ方がわるいだけではなく)と私は感じた。「記号学」のひろい観点が近年流行するとともに概念は拡張されすぎ、散漫になっていないか?「ことば」というもののまやかし性が自覚、反省されてきたこと自体、近年の言語学的思想潮流の大きな貢献なのであるが、その言語学自体が、言語学的概念にふりまわされていないか? 言語学的概念が怪物の如くひとり歩きしていないか? そんなことを今私は感じている。

言語学そのものには素人に近い私の言うことであるから、僭越は重々承知している。ただ、素人でも一家言をもてるところが、これまた近代言語学のいいところでもあるだろう(あらゆる人が言葉のつかい手であり、体験的に言語というものを知っているのであるから)。

3　シニフィアンとシニフィエ検討

そういう次第で、問題は近代言語学の始祖ソシュール、そのソシュールが理論的基礎としておいたシニフィアン、シニフィエの概念そのものにさかのぼる。[7]ところで日本人としての私は、この原語の流布されている日本語訳「意味するもの」「意味されるもの」というのにまずひっかかる。（古くからある「能記・所記」は感じがかたいこと、また「記号表現・記号内容」は、直訳でないという点はあるが、これらは一応無難である。「意味するもの」「意味されるもの」は口語的かつ直訳という意図があるのだろうが、一見やさしい言葉が意味を正しく伝えるとは限らない。）

その事情も私の別稿に述べたが、[2]かんたんに言うと、まずふつうの日本語の語感では、「……の意味するものは……」と出てくる時は意味内容《シニフィエ》をさしてしまうことになるから、意味を逆に錯覚させやすいということがある。第二に、原語の直訳としては「意味」が sign- に照合されることになってしまうのが工合がわるい。sign- はどうみても（「意味」よりも）「記号」に近い言葉だからである。その点から言うと「記号するもの」「記号されるもの」という訳の方が誤解もなくてずっとよい（私の見た範囲では高橋允昭氏はそう訳しておられる）。

こうした議論はとっくになされているのかもしれないのだが、私としては、「意味」という概念の（「精神の幾何学」的）位置づけに関心があるので、それにも関連して特に気になったわけである。

「意味」というのはそれこそ漠然とした概念で、いざとなるとなかなかとらえ難いものである。それにしても従来は大体どう位置づけられてきたのか？ 私の渉猟した限りでは次の二つのモデルにしぼられる。何だそんなことか、とおっしゃらずに注意してみてほしい。

まず一つは、記号、意味内容、指示対象を一線上に並べるモデルで、私としてはヴァイスゲルバー（新ロマン派、意味内容文法学派の言語学者）の模式を下敷にしたが、恐らく言語学では普遍的、暗々裡に前提されているモデルであろう（図Ⅱ-1）。

狭義の記号、あるいはソシュールのシニフィアン signifiant は、以下簡単のため大文字のSと標記する。

意味内容、あるいはソシュールのシニフィエ signifié は、同じく小文字のｓと略記する。指示対象とは、概念としての意味内容と別個にある現実の存在のことで、たとえばコトバ「ウシ」に対する具体的四足獣としての牛、コトバ「火

S――――――s――――――R

図Ⅱ-1

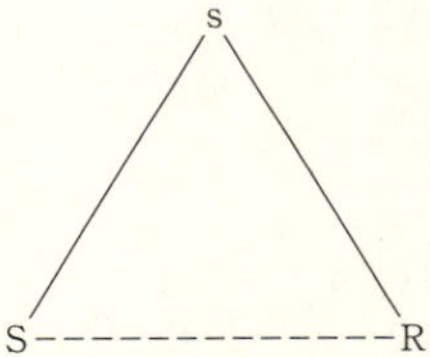

図Ⅱ-2

事だ！」に対する現実の火事などのことである。（言葉が主体の感情等の表現である場合の、その主体の「内部状態」などもこれに含ませることにする。すなわち「対象」といっても具体的外界にあるとは限らない。）これらはRと標記する（référent の頭文字）。sとRとの峻別はソシュールが強調し、以後言語学の共通前提といえるが、行動主義の言語学派ではこの点幾分あいまいである。

今一つのモデルは、たとえばオグデン、リチャーズ(8)が提示したような三角形のものである（図Ⅱ-2）。彼らの原語では、三角形の左端は symbol、頂点は thought or reference となっているが、ここでは趣意をとってSとsに相応させた。SとRとの間が破線になっているところがミソで、これは両者の間に本来必然的な関係がない（勝手にきめられる）ことを示す。次述するソシュールの「恣意性」と同じことを示している。行動主義的なモリス(9)の考え方も、「意味」を主体の（R、Sへの共通の）反応行動と定義するので、結局この三角形に近い。

直線図と三角図とどうちがうのかと思われるであろうか。微妙な違いがある。前者は主観的に出発し了解文脈でみれば（あとでも述べるように）まず必ずこうなる。後者は客観的な狭義説明文脈でみると大ていこうなるといえる（現に行動主義だとそうなる）。だがどちらも「言語」枠内に限局した図で、主体の位置が明示されていない。（直線図ではSの左に、三角図ではsの上に、それがあるように暗々裡には感じられるだろうが。）私としては繰りかえすまでもなく、「われ」から出発する了解文脈で論じてきているので、さしあたり前者をとりたいわけだが、その前に本家ソシュールをあらためて考えてみる。

ソシュールの原式は周知の如く、図Ⅱ-3のようにかかれている。そしてSとは、形相《フォルム》として考えられていて、決して実質《シュブスタンス》ではないこと（個々の声の物理的性質や、物質としての文字を問題にしているのではないこと）、sも概念《コンセプト》であって、決して前述のRと同視すべきでないことが強調されている。

$$\text{Signe} = \frac{\text{signifié (s)}}{\text{signifiant (S)}}$$

図Ⅱ-3

これは要するに、ソシュールが言語「学」ないし記号「学」の基礎とすべく、ひきだせる限りの純粋抽象概念をひきだしたということである。ソシュールにとっては、哲学ともちがい、心理学、生理学ともちがう言語学独自の領域というものを確立する必要があったのだった。逆にいえばこの抽象性こそ、ソシュールを近代言語学の鼻祖としたのである。これは当り前のようにきこえるかもしれないが、後述の議論と関係するので、ここで十分に強調しておきたい。

ソシュールの抽象力がひきだした今一つの原理が、有名な「恣意性」（arbitraire）であって、これは一般言語学で極めて重視され、また時に議論を呼んだところのものである。ソシュールの基本的考えは近年の文献学的再精査によって（ことにわが国では丸山圭三郎氏の諸労作[10][11]によって）、ずいぶん明らかになってきたが、それによると恣意性にも二種類のものがある。

第一のものは常識的にもわかりやすい。Sとs（もしくはR）との間の恣意性である。たとえば牛をウシと呼んでもよくbœufと呼んでもよい、という類のことで、そもそも或るSを選択する最初の行為においては、そこに自然的な制約や必然性は全くなく、完全に自由な命名ができるという意味での恣意性である。

第二の恣意性とは直観的にはややわかりにくいが、Sの体系そのものの中での内部分割（差異づけ）が自由勝手であるということである。発音にしても文字にしても、国語によって分割のしかたがちがうのがその例である。これは全く約束で固定されているにすぎない。

この第二の恣意性が強調、極論される場合は、言語とは差異（のみ）の体系であるというような主張がなされ、結局この差異の網に応じて意味（s）が切りとられるので、その切りとり以前には意味の実体はなく、したがって第一の恣意性は第二の恣意性の論理的帰結であるというような主張がなされる（あるいは少なくとも第二の恣意性の方が言語の本質的特徴で、より重要との主張がなされる）。

さて私としては、第一の恣意性が第二のそれの論理的帰結であるとの主張は理解できない（両方の意味を実用的につなげて一つの規定にしてしまおうという、形式だけの意味でならば別だが）。おのおのの本来の意味、即ち言語記号そのものの自由分割性と、それを実際のRまたはsに代置して運用できるということとは、全く別のことと思われる。また第二の恣意性が言語だけのことともとうてい思えない。（それは木材や鉄をどんな風にでも切りとり加工できるということと、それを道具として何かの目的につかうということとが同視し難いのと同じである。）それに、言語構成の恣意性といっても、せいぜい単語のレベルまでであって、文法型式のレベルとなったらもうそうも言えないだろう。

厳密には恣意性と同じではないが関連してよく論じられる言語の「差異」性なるものは、（少なくとも言語学、思想界の一部で）あまりに強調されすぎているように思われる（たとえば丸山氏の「〈現前の記号学〉の解体」の論など[12]）。恣意的差異性があること自体には異論はないのである。一つの単語の「価」（valeur）が、これと関連する差異体系の中の位置づけにおいてのみ完成することも当然のことである。ただこれを極論すると、「差異なしには言語はない」「関係（全体）なしには個はない」（この種の言い方の「危険」については本書で既に二回言及した）、等々と連続してゆき……しかも差異とは結局「他のとちがう」だけのことであるから、純粋否定性、非在性ともいえることになり、しかも実在を意味あらしめるのは言語だということがひどく強調されているのだから、従って結局、純粋非在性がすべてを生み出す、あげくのはてには「だから実在には絶対的意味も価値も目的性も、何も本来存在しない……実在は一切「空《くう》」である、沙漠である……」といった類の妙な言い方にまで至ってしまうのである（この方向はいわゆる「現前《プレゼンタシオン》の否定」なる今日の一部の哲学傾向にもつながっているらしい）。

この形の議論が、惰性的な旧思想をゆさぶる衝撃という意義をもっていることは十分認め得るが、それ自体を完全と思ってしまうとすれば不健康なものとなろう。

一体言語とは、完全に、差異性だけが本質なのであろうか？

ここで、「差異性なしには言語はない」ということと、「言語の第一本質は差異性である」ということとは同じでないことをまず注意しなければならない。私が考えても、前者は当然真である。差異性は言語の必須条件の一つである。しかしその意味での必須条件は、これ一つとは限らない。

この点さえ心得れば、素朴な言語感覚はたちまち異議を申し立てる。一体それが他の

「何かでない」ということを百万べん積み重ねても、それが「何かである」ことが出て来るか？ 私の眼前の茶わんが、箸「でなく」、机「でなく」、ノート「でなく」……その他宇宙の他の何もの「でもない」ことがことごとく証明されたとしても、なおかつ、それが茶わん「である」ことは出てこないのである。むしろ素朴に経験に問うてみれば、私はそれが茶わん「である」ことを（暗々裡にも）一番始めから知っていたのであって、それが他の何もの「でもない」ことは、それから、いくらでもあとから派生、誘導し得ることである。つまり事態は差異本質論のむしろ逆なのである。

これはもちろん第I部に述べた『パターン』、統一と差別の関係一般と同じことで、ことさら言語だけの問題ではない。差異性というものは、およそ体験一般に伴う「量」的側面、B的側面の属性にすぎないのである。それは『パターン』としては第一次的な側面ではない。言語の場合でいえば、言語というものを意味に溢れて用いるのである限り、一つの単語には意味中心というものが一次的に在るのであり、これが言語のもう一つの必須条件であり、しかも差異性よりも本質的、先行的な優位性をもっている、ということを言おうとしているのである。

また、こう把握すれば、言語の差異性のみが、実在を（恣意的に）わかつのではないこと（すなわち言語以前の知覚、認識機能が——差異性自覚のあとでもやっぱり——第一根拠となること）、第一の恣意性が必ずしも第二の恣意性に吸収され得ず、独立に考察されるべきことがあらためて確認される。

丸山氏が用いた例に、「犬、狼、山犬、野犬」という四つの異なるSをもつ国語と「犬、山犬、野犬」という三つの異なるSをもつ国語とでは、それぞれのRの意味配分が異なってくる（たとえば前者の狼は後者では一部犬、一部山犬にまたがってくる等）という例がある（その他の例も本質的に同類である）。これによって差異の優位、Sの優位を言おうというものであるが、これは事態の半分しか言っていない。差異によって決まるのは各概念の限界（境界）にすぎない。どの概念にも中心とひろがりとがあって（この点は後でまたあらためて論ずるが）ひろがりの裾野は必ずしもはっきりしないというのがむしろ常態である。Sの差異性はこのはっきりしないひろがりを一応は境界づける（あるいは境界づける意志が主体にあることを示す、といった方がよいかもしれない）。いずれにしてもそれすら「はっきりと」ではない！　Sそのものの差異がそうであるようには、sは決して明確には差別されない。要するにSの差異はsの差異と一致などしないのである。（一つの語の定義というものが、決して完璧には行われ得ないことを想起せよ。しかもかんたん、素朴な語であればあるほど。）ましてや中心については、Sの差異は何も作用しない。この例の場合「犬」という概念の中心は両国語においてほとんど異なるまい。それはSの分割より以前に、この種の四足獣という具体的知覚のまとまりが一単位をなしているからである。どんな国の言葉にも、犬の上半身と下半身をそれぞれに指すSが一次的に存在するような（不自然な）実例はあるまい。犬と狼との分別は、それぞれ犬の中心的、狼の中心的認知とその統一的意味があるからこそ（その境界は厳密にははっきりしなくても）なされ得たのである。そしてここに論じたポイントは、丸山氏の言う「身《み》分け」（動物などもする本能的な意味差異の体系）と「言《こと》分け」（言語による差異体系）の両事態について、本質的に変りはないのである。

一口に総括すれば、差異性なるものをあまりに強調しすぎると、われわれには周知の、分裂病型体験論理の一型、「病的幾何学主義」（ミンコフスキー[13]）に似てくるのである。（これはさながら「量」の独走というべき事態で、第I部で述べた『パターン』原理に従わないかにみえる事態である。一般に分裂病型体験の本質特徴を、私は『パターン』逆転ととらえているのであるが、これは第Ⅲ部で論ずる。）どうしてそうなるかといえば、「抽象」の結果というものをそれ自体独立したもののようにとり扱い、抽象をそもそも生んだのは主体であり、また主体にたえず支えられ続けてのみ抽象はあるということを忘れるとそうなるのである。抽象とは原体験から質体験をどんどんはぎとっていったあとに残るものなのだから、はぎとろうと思えばなるほどいくらでもそうすることはできるであろう。しかしこれは玉ねぎの皮をむいて行くようなもので、あげくのはてには「非在性」しか残らないのは理の当然なのである。

もちろん、一たんこう解体することが、全く無意義であるなどと言っているのではない。自然科学（あるいはもっとかんたんに言って）「道具」というものは、一たんできるだけバラバラにした方が、再組み立て、機能においてはるかに高度になり得るのである。「数学」そのものをすら、分解の極致たる「1」と「1」と……にまで還元したことが、いかに高能率のコンピューター科学を生んだかを考えるだけでも、思い半ばに過ぎるものがあろう。生きものの脳〜精神の機能の進化も、もちろんその方向に進んできた。人間の言語におけるほとんど完璧な差異の恣意性（自由性）こそ、言語をしてかくも高能率の機構とした当の要素である。近代言語学で反省された言語のまやかし性は、それに伴った必要悪の部分であるにすぎない。

ただ問題なのは抽象のそうした出自を忘れ、抽象極の方を「物神化」するところにこそある。その結果あたかも『パターン』原則に違反して、「量」が「質」を越えて優位にたつかの如きことになる。分裂病の場合は体験空間の歪みのため、この事態がほとんど実体的に体験されてしまうのであるが（第Ⅲ部参照）、そこまで行かなくても、思考的錯覚としてだけでも、これは精神衛生上ゆゆしき危険であるというのが私の認識である。

これはあまり言いたくないことであるが、ソシュール自身が晩年、精神的に必ずしも健康でなかったらしいということが伝えられている。もしそうとすれば、彼の卓越した抽象能力自体がその病因として参与したということは考え得ないことではない。

4　身体器官としての言語

ところでそもそも、現物とは何の関係もないSが（第一の恣意性）、いかにしてRのあるいはsの（この議論の場合Rでもsでも同じことである）代りをつとめるようになり得るのか？　この大問題は考え出すときりがなくなるが、附随的な論は省略して要点だけ言えば何ということはない。主体はそもそもの最初、Sを透《とお》してRをみるのである。——つまりひろい意味での共体験が出発点になる。（条件反射その他、これを保存、固定する基盤メカニズムが当然あるが、この面については議論を省略しよう。）ただ単純に共体験といっただけではやや足りないのは、これが記号《シーニュ》体験となるためには、体験空間上で、Sの方が手前、——ちょうど身体がそうであるように手前に位置して、Rの方が遠く、対象側にあるという、いわば段差、体験空間上の上手《かみて》、下手《しもて》関係にならなければならない。（念のため言うが、これは体験図式の了解因果的論理関係による上《かみ》、下《しも》の構造であって、体験強度による遠近とは関係がない。）そうでないと、SがR（あるいはs）を喚《よ》び出すという関係になってこない。現象学的に言語体験を内省すればどうしてもそういう形になるのであって、つまりこの関係を「精神の幾何学」的に表示すれば、ＡＢの基準線の間《あいだ》にＳをはさんだ形となる。つまり先ほどの直線図にＡを補充した形になる（図Ⅱ-4）。ここでさらに考えねばならないのはｓであって、これは本来一点ではあらわせない。というのは一つのＳにはなるほど一つの意味中心（直示《デノテーション》的意味）があるが、それは大てい純「量」的な意味であって、その周辺に規定しがたい「質」的な意味の暈《かさ》（共示《コノテーション》的意味[14]）が雲のようにひろがっているのが常態だからである。このことについてはかつて別稿で論じたが（物体意味、枠組み意味、状況意味、象徴意味等の意味層を考えなければならぬこと。あとの方の意味ほど、「質」的な意味となり、体験空間では上手《かみて》にひろがるように位置づけねばならぬこと――第Ⅲ部参照）それを加味して考えると、図は厳密には図Ⅱ-5の如く描かれることになる。

　Ｓとｓとの関係については今ひとつ考えておいてよいことがある。それはこの関係自体が『パターン』なのではないかということで、この感じはずいぶん前からもっていたのだが、今回厳密に考えてみた。その結果は次のようである。

　Ｓ－ｓという対《つい》をもつこの記号意識というものを『パターン』の定義と比較してみる。まず似た点はたしかにある。

　まず、相互不可欠性という点は満足する。どちらにせよ一方を欠いたら、

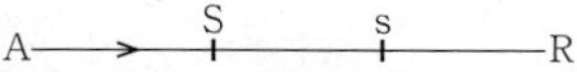

図Ⅱ-4

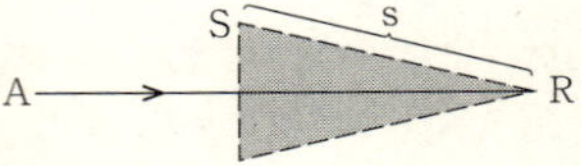

図Ⅱ-5

記号《シーニュ》意識は成立しない。また非対称性という点も満足させるように見える。この場合優位なのはSである。というのは、「記号意識」という前提で考える限り、Sの方が出発点とならざるを得ないようにみえる。S「が」何か「を」指すのであって（Sの方が自極に近い）、これは動詞 signifier の能動、受動と方向的に同じであって、だからこそsは記号「される」ものなのである。体験線上の上《かみ》、下《しも》でいえばSが上手《かみて》、sが向う側になければならない。（sで少しわかりにくければ、Rで考えれば、Rが向うにあるという感じがぴったりくるだろう。）『パターン』定義に一そう忠実に即していえば、S→sの方向は条件的偶然的《コンティンジェント》である（或るSがあれば、それはまだ何をさすかは不定的であっても、ともかく記号意識的ではあり得る）。逆にs→Sの方向は論理的必然性《ロジカル・ネセシティー》がある（sがあれば、すでにそれをさすSがなければならなかった）。——ただし、くりかえすが、「記号意識という前提においては」である。記号意識の範囲外の意味意識というものは当然あり得る（R直接由来の意味意識。動物にも——人間にも——あり得るもの）。その場合はSはなくてもよい。しかしそれは「記号意識ではない」のだから今の議論からは除外され得る。他方そうした意味意識も、広義の記号意識だとする見解も成り立たないわけではない。ただその場合ならば、あらゆる意味意識にその

「広義のS」が先行しなければならないということになるので、やはり今の議論が成立する。

以上が『パターン』と似た点である。しかしどうも釈然としない点もある。それは『パターン』定義の中にある体験基点としてのAの「自明性」という点が、Sについてはどうもぴんとこないのである（自／他の自のような、絶対に対象化できないという意味での自明感がない）。第一Sは勝手につくれるもので、その意味では、物質的、対象的、B的な感じがしてしまうではないか。

右のように考えてみた末、私のたどりついた結論は結局次のようなもので、実はすでに図Ⅱ-5の中に示されていたことである。

S-s自体は『パターン』とはいえない。それは『パターン』のいわば先《さき》の方の半分（B寄りの半分）である。ただそれに自極（A）が補われ、A-S-sと貫かれた時、それは全体として『パターン』となる。さきに論じた「似た部分」では、事実上すでにこのAを補って考えていたわけである。

考えてみるとこのような種類の概念対《つい》はほかにもいろいろあり得るように思える。そこでこの際、この種の（S-sのような）概念対《つい》を一般化して**『鞘パターン』**という名を与えることにする。すなわちこの種の対は、それだけを孤立させて考えればむしろ物質的対象になってしまう。それを体験の中に置くのでなければ形式的形骸にすぎない。しかしここにA―Bという生《せい》の抜き身をさしこむことによって全体が『パターン』として蘇生するからである。

図Ⅱ-5を再び眺めて考えてみると、『鞘パターン』の特徴は、もしA-Sの部分だけが意識されれば、A-Sだけが『パターン』として独立し、したがってSが意識の対象物(B)になることも可能な点である(「自」や「全体」だと、これは常にAそのものであるからそういうわけにはゆかない)。

ところが通常の記号意識では、むしろ逆にA-S部分が意識からかくれていることがむしろ特徴である。これは既に述べた原投影機能による。A(eと言っても同じだが)は進出してSと同一化しているのである(のりうつっている、と言ってもよい)。われわれが熱中してしゃべっている時、「私」は「ことば」そのものである。逆にことばは、それだけ呈示されても霊性(即ち人格性、主体性)をおびて感じられる(言霊《ことだま》)。こうしたもろもろの意味あいを、図Ⅱ-5は縮刷的に示している。

言語を基準線にどう位置づけるかという問題はほぼ上記のようになった。この言語観は実質上、言語を身体的器官のレベルで考える、という言語観である。AにもBにもなる身体の両義性（メルロー＝ポンティ[15]）というのは、そのまま（極めて適切に）言語にもあてはまるのである。身体の「手」が物質的対象を扱うように、言語の「手」は観念を扱う。概念を「つかみ」、手形を押し、整理・運用する。（言語を単なる「道具」とみなす考えは今日では批判される。それはもっともであるが、道具は道具でも肉に埋まった道具とみなすことによって大過はないものとなる。「自己言及性」ということにしても、身体器官もまた、これが可能であることに変りはない（手で、手にさわることができる））。そしてまた精神の運用する「図式」系という広い観点からすれば、その最も洗練された一系として位置づけられるのももちろんである。

他に細かい点についてはまだまだ付言しなければならない点が多いだろう。本稿ではそのほとんどを省略することになるが、次の点だけはおとせない。それは「意味」ｓなるものを、Ｓに直属するＳ－意味と、現実のＲに直属するＲ－意味とにまず峻別すべきだ、ということである。この区別は絶対にしておかなければならない。主体にとっての意義が全くちがうからである。また、その混同は、著しく議論の混乱を招くからである。（言うまでもなく、後者、Ｒ－意味の方が、快、不快とも極めて切実で迫力満点である。そのよみあやまりは生命にもかかわるのである。ここで働くのは現実推理であって、狭義の記号解読ではない）。

ところが実際問題としてこの両者は複雑にからみあって現われる。そのからみ方は、実はほとんど書き尽すことができない程である。図Ⅱ-5にしてからが、sはSとRとの間にはさまれてあらわれているように、両種の意味は実際上重複してくる場合が、ほとんどである。それに、他者から発してくるS（これはS'と標記しよう）は初めはR（つまり物理音）として与えられるのである。この場合は、次の瞬間、主体はそれを自らのSとしてその意味を解するということになろう。図Ⅱ-5でsの雲は、場合によってはSなしで、またSを越えてさかのぼって、Aにまで及んでよいのだが、それはあくまでその瞬間のそれがR-意味である限りにおいて、である。

ここらあたりまでならまだ恕すべき事情であるが、およそあらゆる意味づけには「言語的思考が暗々裡に関与しているから」S-sとするというような一般化では、およそ物事の区別というものをなくしてしまうにひとしいのである。（この混同には、始めに述べたSの日本語訳、「意味するもの」のあいまいさも一役買っているかもしれない。「記号するもの」の訳ならそうかんたんにはRをS扱いできないはずだからである。）

その他の複雑な問題については本書では省略するが、さきに引用した宮本氏の妄想論において知覚体験とその実用的意味づけがSとsとに対応させられているのに私が反対なのはここの論拠による。即ち妄想知覚の意味とは、（私にとって、そしてもちろん病者にとって、あくまで）R－意味なのである。これが言語としての、S－意味レベルのずれであるということは少なくとも論証されていない。

実はこうした議論の混乱は結局「記号」という概念の定義、その広狭、組成に関連する。この概念は最近、ずいぶん広くなりすぎている観があって、適切な整理が望まれるが、私としては記号の定義はともあれ、やはり言語を基点として、ソシュールの恣意性が及ぶ範囲を中心に考え、少なくともシニフィアン、シニフィエの語はその範囲にのみ用いるというのがよいかと考えている（つまりソシュール自身の考えと同じ）(10)。これは人間が「記号意識」で用いればよいのであるから、Sとs（もしくはR）との間に、客観的・自然的にどんな関係があるか（もともとあったか、あるいは科学的に探求した結果出てくるか）ということとは直接関係がない。たとえば経験的帰納的、または物理的因果的関係のある二つの事象（たとえば「夕やけ」と「夜」）は、一般現実場面としては前者は後者の「徴候《サイン》」と呼ぶことができ（「記号」と呼ばない方がよい）、またそれぞれにおいて問題はR－意味であることが多いであろう。しかし或る表現意図のある文章で、前者が後者を暗示する形で用いられているのであれば、「夕やけ」をS、「近づく夜」をsとするのは一向にかまわない。（この場合彼は同じsを指すのに別の言葉を用いてもよかったわけだが、これをえらんだ。つまりこのような「使用の恣意性」こそがソシュールの本来の意味であり、Sとsもしくはとの間の自然的、あるいは必然的連関の有無はその従属的な条件にすぎず、もちろんなくてもよいし、あってもよい。また、S－意味、R－意味が重なっていてもよく、いなくてもよい。即ちこれらの関係は相互排斥的ではない。）しかしこうしたいろんな場合をみな一しょに「記号」として（ましてやS－sとして）ひとしなみに扱うのは混乱を招くのみである。

5　無意識、体験象徴（Σ）

さて、言語をも含みこむ一般図式という問題をここであらためて考えてみる。実はこうした構造は、A→Bの体験空間をすき間なく（時に重複しながら）みたしている。それはまず身体の物質的、機能的制約から始まって、社会、文化的な構造に及ぶ。そのうちの或るものは完全に意識的であるが（知識体系）、むしろ大部分は〝無意識〟の前提として、既成の基盤構造として存在する。（社会で既につくられ、脳内に定着してほとんど無意識と化したところの言語体系ももちろんその中の極めて重要な部分である。）これら〝無意識〟の力動的実態にはもちろんいろいろな場合があるが、さしあたり幾何学の図上では、基準線の周囲空間に何となくひろがって（即ち基準線の次元外である）、しかし基準線上の活動を制約している……そして時あれば意識されて体験線上に浮かび上ってくる、というふうにイメージしておいていただこう。その中には線上のどこかの点に流入するものの他に、Aの背後から流れこむもの、R（B）の彼方から流れこむものもあるから、全体として磁場のような図になってしまうが（図Ⅱ-6）。

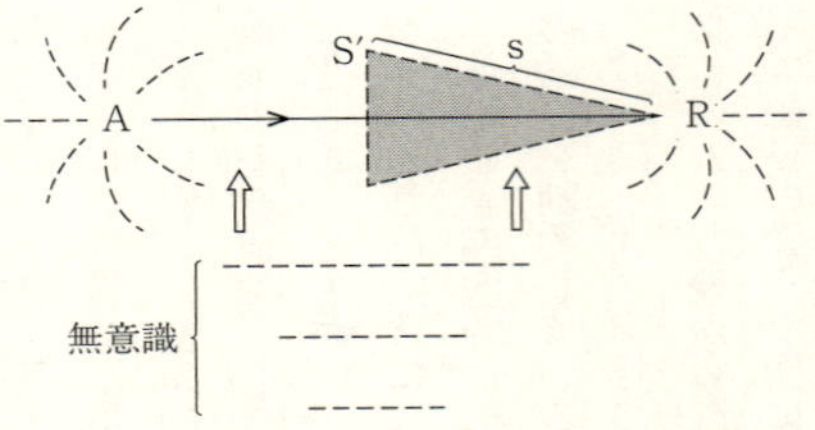

図Ⅱ-6

この〃無意識〃問題にも関連して、ラカンの思想を顧みてみよう。彼は既に流行おくれなのかどうか、私にはわからないが、精神医学界ではようやくじっくりととりくんだ紹介もみられるようになったばかりであることも事実である。従来の翻訳や研究の主だったものは文献（16）～（19）に示す。ただ彼の文章は周知のごとく極めて読みづらく、投げやりな、という印象を与えるほどである。しかし細部にこだわる必要はあるまい。彼はもともと哲学者なのでもなく、精神分析治療の実際家であったのだから――私も似たようなものだが――アカデミックな意味では体系的ではないだろう。しかしその分だけ、われわれにとって注目すべき着想は多い。本書ではその細部にわたる余裕はないが、「幾何学」構図とも関連して一つの大観を試みておきたい。

ラカンの諸著作の中からいくつか浮き上ってくる印象的な言葉（テーマ）があるが、さしあたり四つに要約してみる。即ち「無意識」「ことば（あるいはシニフィアン）」「他者」「掟《おきて》」。これらは互いに関連がある。

たとえば「無意識」は「ことば」の活動それ自体によって生じ、沈められたものである。ことばの起源は「他者」からである。他者 autre は凝集して大文字の他者 Autre…父の名…「掟」となる。大文字の他者は意識的あるいは無意識的に主体を支配し、一切の象徴化を編成する基本シニフィアンである……（これはほとんど神の位置にひとしい、と言っていいだろう）。

極めて大ざっぱに言えばそんな構図になる。その相互間をつないでいる重要なつなぎとして（本書風の言い方をすれば）「他者鏡」の力動がある。ラカンは鏡像段階の説として、これを発達段階の一時期に位置づけて明示したが、既に述べたように（間奏3）、他者との原投影的往復力動を通じての自我確認、図式成長ということは、人間意識の普遍的（もちろん一生を通じての）力動である。（附言すればこれはことば（S）についても通用するので、これを「言葉鏡」と言っておくこともできるであろう。）

ここまでならばこの構図は、本書で述べてきた「幾何学」ともそれほど矛盾しない。むしろ補なってくれるところも多い。「掟」の概念もなかなか迫力と魅力がある。ラカンにはよくいえば簡潔、わるくいえばひねくれた表現が多いが、そう心得て意味をとるならば、「ことばにおいて他者が語る…」とか「無意識はことばの形をしている…」などの表現もその意図は了解できる。（一般にB面強調の言い方が多く、文字通りにとったら分裂病型

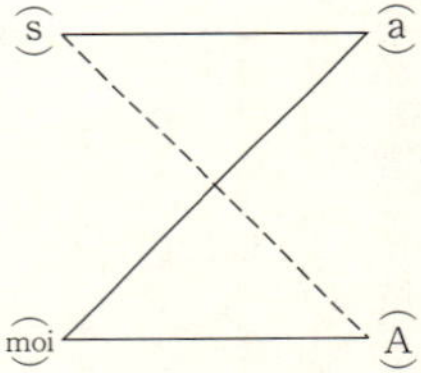

図Ⅱ-7

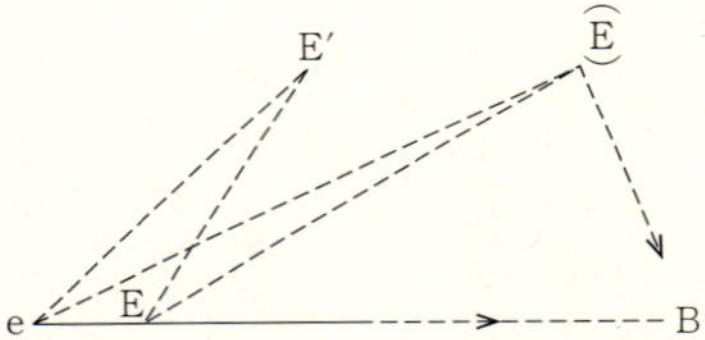

図Ⅱ-8

体験ということになるが。）構造主義の場合と同じように、ラカンにおいても人間は既に構造化されたことば（あるいはシニフィアン）の無意識の大海の中に浮かんでいるよるべなき幼児なのである。

ラカンには主体 sujet（S）、自我 moi（moi）、具体他者 autre（a）、「大文字の他者」Autre（A）の四項に関してZ型をしたシェーマをかいているが（図Ⅱ-7）、これをe、E、E′、（E）――ここではE′を個々の他者、（E）を一般他者の記号とする――に対応させるならば基準線にたたみこめる（図Ⅱ-8）。つまりe→E′→Eの屈折はE形成上の歴史を示しているが、これは原理としての基準線ではあらわさなくてもよいことである。（そういう交錯ならもちろん無数にあるので）。ラカンの「主体」はeとはちがうのかもしれないがはっきりした定義はない。Bへと結ぶ二条の矢はBを主観からも、客観（神）の立場からも見得るようになることを示す。

ただニュアンスからみると、ラカンにとってはこれらの概念が決して肯定的な意味をもたない。むしろ逆に、あざむく言葉、抑圧する言葉への不信感にもかかわらずそうしたシニフィアンに頼らざるを得ない無念のような感じ、さらには人間不信のようなものさえ行間ににじみ出ている。この悲劇的感覚は、彼が欺瞞をあばく精神分析を職業としたせいなのか、また実人生における波瀾、不幸と、どちらがどう先なのかはわからないが、或る種の魂の深みとして私にはうけとれる。ただ、その表現の「癖」についてはあまり感心するわけにもゆかず、またもう少し肯定的な要素もあってよいという感じも否めない。

ところで言語段階はラカンの用語だと高度に意識的な「象徴」段階と目されて、より生物学的、本能的な意味での「想像界《ル・イマジネール》」の機能段階と一線を画されているのは、言語学の例規通りであるが、実際にはこの辺の移行はなかなか複雑である。ここではかつて別稿で述べ、第I部でもふれた「体験象徴」の問題を、もう一度註記しておきたい。

象徴（シンボル）という術語にはいろいろな定義のしかたがあって、学界でも本当の一致はみていないようである。「想像界」と対立させる時のラカンの用法は、「言葉」を典型とする純恣意的記号の意味に用いている。しかし私はそれとは異なる、この語の伝統的な、また日常語的なニュアンス、つまりもっとおどろおどろしい何ものかの象徴というつかい方を保存したい気持があって（しかし前記のそれと区別するために「体験—」

を付して)、この語「体験象徴」を用いている(そしてこの概念自体は渡辺護氏[20]に学んだものである)。この語の定義は、(私なりに規定してしまうと)「その二つが共通の「質」体験を与えるゆえに代置し得る記号関係」というもので、たとえば「白ばら」と「花嫁衣裳」とは相互に代置し得るし、「鳩」は「平和」に代置し得るというような例である。パース[21]の「イコン」はもともと形状↓「量」的類似から出発しているのでこれよりせまい。(体験象徴は今の例でもわかるように必ずしも「量」的類似は必要がない、あるいはむしろ量的には似ないところに意義がある)。パースにおいては「イコン」の下位分類である「隠喩《メタファー》」の方がほぼ純粋にこれにあたる。(ただ隠喩というともともとレトリック——言語上のそれだけに由来する言葉なのでここでは用いない。隠喩成立の基礎をなすのが体験象徴という関係になる)。

この体験象徴の場合、言語のＳとｓに相当するものを、それぞれΣ、σと記号化しよう。この際σとＲとは実際上区別し難いことが多いが、概念的には一応区別しておく。(σは、ランガー[22]が、一般の言語における「意味」と区別して vital import と呼んだものに相当する。「趣意」という巧みな訳がある)。

そうするとΣとσの間には、言語のＳとｓの間のとはちがった、次のような特質がある。

1　相互に(言語のＳ/ｓのような)密着性、決定性がない。Σはσの他にも、極めて多義的にあいまいな意味のひろがりをもつ。Σどうしの差異性もまたあいまいで重なりあい、既成の社会的体系というものもない。（極めて慣例化《ルーチン》したものは例外であるが、もともと言語よりはそうなりにくい。）

2　Σとσとの間には少なくとも共通の「質」体験を与えるだけの類似がなければならないので、完全恣意性（何もかも恣意的）の原理には服しない。

3　単に「代置」というより相互対等に共鳴して、質的効果を増幅する性格がある。（実用言語ではSはsないしRを喚起し得ればもうお役御免で透明化してよいという面があるが、Σはむしろ存在し続けなければならない――これはさらに次項と関係する。）

4　いずれにしても本来無形の体験「質」を有体化し、対象化しやすくするところにその本質と特別な意義がある。（Σが消えればσは意識の上に保ち難い。このことはσが抽象的、Σが具体的、とはっきり差のある場合――前例の平和と鳩の場合、など――において特に重要で、AにとってはΣがσの代理「対象」、擬似「対象」、という関係になりやすい。これはSが、透明化の傾向をもち、むしろAが憑依して代理「自我」になりやすいということとむしろ逆の傾向になっている。）

この4の性質のおかげで、主体はもともと無形で意識化し難い自分の心的状態（感情、

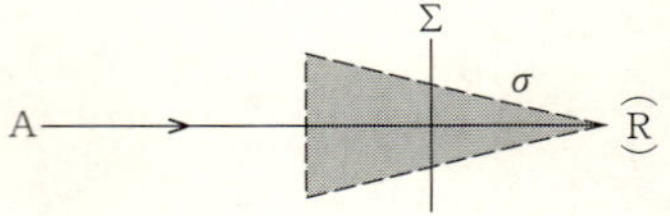

図Ⅱ-9

気分……その他漠然たるもの、ふんい気として曰く言い難い内的状態）を或るΣの形でとらえ、対象化し、場合によってはさらにそこへ原投影、反照過程が反復される。即ち「Σ（体験象徴）鏡」である（その典型的な例は夜の夢）。Σが活躍している場合は基準線の上にも（S－sと同様にして）図示することができよう。この際Σは前述4の性格から、代理対象化し、そのうしろの真のRを見えなくするか、少なくともぼやかしてしまいやすい。従ってσも、この擬似対象を仮のRとしてそこから上手《かみて》へ溢流するように感じられる場合があり得る（図Ⅱ-9）。ただこれは絶対規則ではなく、ほとんどS－sと同じように機能するΣ－σもある。たとえば作曲しつつある音楽家にとっての音曲はそのようなものであろう。またΣは、それをさらに言語化するSがあるならば、当然Σの上手《かみて》にそれを描きそえることもできる（図Ⅱ-10）。このように広くとったΣは、生物学的本能的（ラカンの想像界的《ル・イマジネール》）機能をも包括することができる。動物が空腹の時、その原体験は名状すべからざる身体の不穏感覚そのもののはずであるが、餌となるべき小動物が視野に入った時、それは強烈な、それの体験象徴となる筈である。たとえば豹は兎をみて、その後自らの空腹を知る。

　ところでこうなってくると、一般の「知覚」すら一種の記号的代置関係ではないか、と思われてくるであろう。事実ヘルムホルツ以来、知覚の生理・心理研究はそう扱ってきたのである。眼に見えているその「形」はその向うにある或る物理的実在X《エックス》を、脳が解釈した代理像とみなし得るからである。（解釈するのは大脳だけではない。網膜段階で既に若干の解釈過程のあることが知られている。）しかしこの〝向うにある実在〟はその本質上、全く直接経験に入る術《すべ》がなく、ただ知的抽象的に推測し得るのみであるから、これは「記号」関係の外におく方がよいだろう。ただ全体としてみると、「これ」からΣ－σ関係を経てS－sに至るスペクトルには、明らかに移行、重複が存在し、そのような巨視的視点をもつことは有意義と思われる。

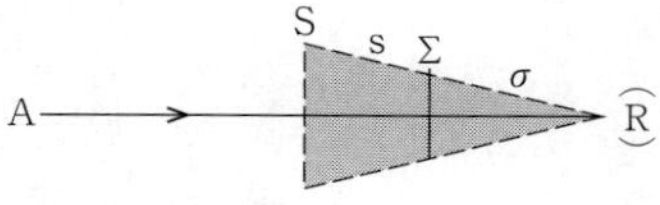

図Ⅱ-10

さきにも述べたように、体験象徴の有体化があまりに強烈であると、その代理対象性につられてその向うの真のRは、全く隠蔽《いんぺい》されてしまうことがあり得る。

たとえば「夢」は、睡眠中の主体の一般心身感覚の「体験象徴」化、言いかえれば原始的解釈過程とみなし得るが、その際にこのことは典型的にあらわれる。夢としての像が夢意識の中ではさらに再解釈→像化されるので、夢はしばしばぐるぐるまわる自閉環の形をとって、上すべり的に発展あるいは逸脱してゆく。（このR隠蔽のため、まず夢を見た当人が、真の解釈をしそこなう。かくてさらに分析者の解釈が必要ということになる。もっとも何が本当に真なのか、また、「夢」の意識構造が覚醒時のとは異なる以上、その違いをどう解釈にとりこむべきなのかという点が大いに問題であるが。）

広い意味の抑圧過程は、上述のようないろいろなレベルの間の、どの層においても生起する（力動的防衛としての原因の他、構造自体がもたらす抑圧がずいぶんあり得ると考えておかねばなるまい）。意識とSの間（コトバが思い出せない）、SとSとの間（別のコトバが浮かんでいる）、SとΣの間（充実した質感のない空疎なコトバ）、ΣとΣの間（ずれたΣ）、Σと原体験の間（ΣをRと錯覚）などである。Σにもならない原体験というのがあるとすれば、一番深い無意識ということになる。しかし最も浅いレベルでも、光があたれば闇《やみ》にかくれるところが生ずる。こうして一次的あるいは二次的に起る無意識の様相は多様を極めるだろうが、これ以上は別稿にゆずり、本書では上述の程度の大ざっぱな略図描きにとどまる。ただ一つ追加するとすれば、一般に無意識の論理《ロジック》というのを想定するとすれば、それはΣの論理という方がよく、シニフィアン（S）の論理ではなかろう、という点である。これはラカンによる「無意識と言語」問題導入以来、既にバンヴェニスト[23]が指摘していることと趣旨としては同じであるが（そして恐らく多くの論者が実際にはわかっていることだと思うが）、案外「体験象徴」というレベルで整理されている議論を見ない。何もかもシニフィアン（S）、という表現でおおってしまうために、何かごたごたとわかりにくくなっているというのが私の印象である。

隠喩《メタファー》に通ずる「体験象徴」の問題を述べたからには、いま一つの重要概念換喩《メトニミー》に通ずる機構についてもふれなければなるまい。「無意識」問題に関連していえば、これは防衛《ディフェンス》機制の用語の「置き換え」にあたるものとされ、要するに夢心像が（言葉の音連合などを通じて）横すべりし、別の心像に変ってしまうようなことを言う。

この連接は必ずしも言葉の形を通じてでなくてもよく、もっと一般的にいえば共在連合を通じてといえる。（たとえば、或る感情体験そのものを浮かべる代りに、それを体験した場所――砂浜――が浮かぶ。）しかしこれ自体言葉が介在することも多いし、恣意性の程度も高いので、その点でΣよりは狭義のSに近い。

さきに述べた体験象徴が、真のRをかくしてしまうとしても、少なくとも同じ「質」を指向しているのに対し、この機構でずれた新しい像はもとのとは質的に全く無関係でもよいから（その意味で恣意性が大きくなる）、もとのをかくすかくし方としては、いっそう徹底して、少なくとも一見したところでは解読の鍵はそれ自体の中にはないので、はたからは全くわからないものとなるはずである。しかし主体にとっての想起のしやすさということになるとそれは別の問題で、もともと個人的には密接につながった一塊の体験であったことか、想起の鍵《キー》としての音素の役割などからすると、Σの場合より真のRにたどりつきやすいことが多いかもしれない（もちろんそれには当人自身の連想を必須条件とする）。この意味においても、Σよりは狭義のSの性格に近い機構といえる。

従ってこの辺の機構を目して言語の構造ということは許されるとは思うが、何分にもそれは正常意識における言語の機構に比すればはるかに崩れ、部分自動的なものである。言語《シーニュ》意識というよりも、狭義条件反射にはるかに近い。覚醒意識における、またましてやレトリックにおける真の（狭義の）換喩《メトニミー》の生態にも比することはできない。

「無意識と言語」の領域には、その他にも原抑圧—排除の問題とか、基本シニフィアン（「父の名」等）の問題とか、刺戟的なテーマがあるが、本書では詳論はしない（近刊の別稿[26]では追及してみたいと思っている）。本書程度の基礎論では、むしろ言語の役割をあまり過大視はせず、（言語をそもそも可能にするところの）より広い体験構造全体、意識全体の観点から眺めてみようという私の姿勢を示すにとどめたい。

6　脱コード化へ？

さて、ラカンの文体あたりから、一種の洒落《しゃれ》、語呂合わせが頻出するのが私には気になっていた。

ラカンが意図的にそうしていたのかどうかはよくわからないが、ポスト構造主義の論客になってくると、はっきりと意図的になってきたと言ってよいだろう。哲学的新語創出《ネオロジー》の流行にもそれはみられる。

これらはどうやら、シニフィアン（S）の乱舞、自在な恣意的組み合わせ、バルト言うところの「はぐらかし」déception などが、新しい意味を創出するという洞見（と期待）に基くものらしい。

いわゆる「構造主義」時代が、既成の構造による無意識支配を強調して何か息苦しさを与えたのに対して、言語自体が絶えざる脱コード化の可能性を秘めていること、それが創造、解放を可能にするという点が注目されるに至ったのは、一つの流れとしては理解できる。

だがこれについても、行き過ぎは自戒しなければならないだろう。

そもそも生きものの行動は、無・合理な（即ち構造化の少ない）活動が次第に合理的に適応されてきたもので、その逆ではないというウォーコップの基本把握からすれば、言語活動においても、シニフィアンの自由な戯《たわむ》れが（体験論理的に）先行するということ自体は不思議ではない。ただそれは、シニフィアンのレベルそのものが孤立的に、何か価値が高いということを何等意味するものではない。

シニフィアンそのものは『鞘パターン』の上端をなす形骸にすぎない。それはあらゆる体験に伴う数《かず》の要素と同じようなもので、それをどう組み合わせるかはなるほど勝手であるが、それが認識的に価値あるものを生み出すかどうかは、それが偶然に、或る有効なRをつきあてる《ヒット》ことができたかどうかによる。

だからそういう、いわば手探りの方法論として、たとえばデリダ(24)の「〝Sは（est）P〟より〝Sと（et）P〟」といったスローガンが提唱されるのは理解できるが、それがどれほど有効であるかは、そのつどの成果でよく検討してみなければならない。さもないと、宮本氏もその先駆的論文(4)の中で強調し、私も全く同感であるところの、分裂病者の示すいま一つの言語特徴「範列的《パラディグム》連想の空虚な増殖」に、それは似ないでもなくなってしまうのである。

ドゥルーズはそれほど言葉あそびをする方ではないが、それでもガタリとの共著『アンチ・オイディプス』[25]の基本概念、〝欲望する機械〟にしてからが、超現実主義絵画を思わせる奇矯な取り合わせで成り立つ概念である。これはたしかに新鮮な知的衝撃を与えるし、その議論に私もずいぶん啓発されたが、一方何か言葉にごまかされているような不明朗感、過剰に境界を取りはらってしまうような軟体動物的不気味感をおぼえてしまうことも否めない。まだ十分に検討しきったわけではないのだが、今なりに二、三の点を述べてみると、まずこれはどういう視点からのアプローチなのかという点が気にかかる。（森羅万象の動きを「欲望する機械」として統一的にみるのだから、神の視点ということを連想してしまう。）もちろん『パターン』からみれば、了解／（狭義）説明の大枠から出るはずもないのだが、了解と（狭義）説明との、また、生命と物質との、尖鋭な対極性が、ここではむしろ抹消されすぎてしまっている。

彼が「欲望する機械」の代りに「生命ある物質（或は装置）」とでも言ったのだったら、まだそれほど衝撃性《インパクト》はなかったろう（もっともこれだとふつうの生物肉体しか連想されないので、彼の目的には合わなかったろう）。欲望という言葉はあまりにもA的で、主観的にしか了解できないことがはっきりしており、機械の方はまたあまりにB的で人工的なところの強調された言葉である。あえてそれを組み合わせたところに新鮮さもあるのだが、彼がそれを真に（妥当に）統合しているのかどうかがはっきりしない。了解概念たる「欲望」が「生産」という客観概念にいつのまにかすりかえられているのも問題である。分子的《モレキュール》分解、ということも、了解的には、「死」ということしか意味しないが、いつのまにか社会の中における個人ということと同一視されて、欲望の自由化という夢が仮託される。

（ウォーコップの場合は、「個人の主体」からすべてが出発しているのがはっきりしているから、社会もまた彼にとってB的装置であり、それはモレキュールに対するモルの関係ではない。社会対個人を物理的な全体対部分と——外形的客観的類似から——同視してしまうのは、既に三度、論じたように、陥りやすいあやまりである）。

要するに視点の混用がみられるのではあるが、全体の構図はなかなか興味深い。精神科医の立場からみると、オイディプス構図の（私流にいえば）体験象徴性に関して、ラカンのような絶対化でなく相対化する視点が示され、あらためていろいろ悟る機会を得た。ただついでに不満をつけ加えておけば、議論の中に援用されている分裂病モデルはいかにも旧態依然たるものである。それは部分的欲望の無秩序的解放、という趣きのイメージで、クレランボーの自動症概念を一歩も出ておらず、近年の人間学的理解はほとんど顧慮されず、それより昔にかえって保守的でさえある。（もっとも人間学的理解も思い入れにすぎるところがあるので、それへの逆批判として読めるところもあるが)。ともかくこのような分裂病像が一般に流布されてしまうのでは精神病理学にとって迷惑であるのみならず、彼の思想自体にある真の長所を活かすことにも障害となろう。(世人の「パラノイア」傾向に対する解毒剤となるところが一番の長所かと私は思うが。)

ついでながら一般に、言語学およびそれを基盤とする哲学風潮が、二つの、それも対極をなす形で、分裂病の臨床形態に類似してくる傾向を示していることも既に述べた。(抽象の実体視による病的幾何学主義と、シニフィアンの逸走による範列《パラディグム》的連想肥大。)これは「ご愛嬌」として見過すにはやはり危険、不健全な傾向である。無自覚ならばそれは真に「病い」にも接近し得る。意図してつかうのならば、どこが似ているのか、どこが似ていないのかを正確に考察、指摘する用意と責任がなければならない。

ところでラカンにも独自の分裂病論があり、これについても議論したいことが多い(詳論はやはり別稿(26)ということになるが)。

これらの問題を深めるためにも、次に私自身の考える分裂病の「幾何学」的構図を述べたい。

第Ⅲ部　精神病理学的事象

1　まえがき

分裂病の体験空間をどう理解すべきか？　この課題はあらゆる精神科医の頭からは夢寐《むび》にも離れるものではない。これは全く、眼前の分裂病者をどう察したらいいのかという素朴な問題なのであるが、精神医学史始まって以来、この巨大な壁は立ちはだかってきたのである。私自身『パターン逆転』[1]の考えからは二十六年、ファントム空間仮説の最初の着想[2][3]から十五年を既に経過した。この間こつこつ積み上げてきたものがあり、そのつど公刊もしているので、詳細についてはそれら[4]〜[14]を参照していただきたい。本書ではそのエッセンスを要約し、また強調すべき点を強調しておきたいと思う。

最初におことわりしておきたいのは、ここに述べるのは「理論」的枠組みであり、具体的分裂病者の全人的了解記述ではないということである。精神科医にとって、本来すべてはこの全人的記述から始まる（ウォーコップの認識論から言っても順序としてはそうでなければならない）。しかしそれ自体が、一定の仮説図式（理論）なくしては不可能である。何の理論的偏見もないと自負する人の記述にさえ、既に何らかの無自覚の枠組みがしのびこんでいるであろう。正常人に関する常識的枠組みだけに頼って出発する場合、ほとんどすべての分裂病観が陥ったように、結局了解は不能のもの（例えばハイデルベルク学派）、正常人にとっての自明性が失われたもの（例えばブランケンブルク）として、認識地平の彼方に捨て去るしかなかったのである。……しかも、それはまだしも正直な方であって、正常心理の辺縁を拡張して安易に分裂病を了解したつもりになり、あまつさえ根拠のない心的原因や性格欠陥を想定し、それをもって人間的接近法と称するが如き言説もおびただしく見られるのである。この安易さを排するために、いささかどぎつい感じもするが、次のことを標語的に述べてもよいかと思うくらいである。即ち〝一見わかりやすい分裂病論とは（まさにそれ故に）本質以外のことを述べているのにすぎない〟と。

いそいでつけ加えておくが、本質以外のことが重要でないと言っているのではない。それどころか（逆説的だが）治療の重要な部分は、本質以外の部分を誠実につめてゆくところに存しているといえる。今の批判はただ安易な錯覚（専門家は大てい大丈夫であろうが世人はうのみにして受けとるであろう）に対して向けられている。究極の本質などはもちろん誰にもわからないが、少なくとも現象をみるきびしさはもちたい。

私の仮説図式にしても、それさえあれば分裂病者のすべてが記述され得るようなものではないし、私自身そのように思ったことさえない（もっとよい仮説があれば、いつでもそれに譲るだろう)。臨床医なら誰でも知っているように、分裂病の病的形態ははなはだ多様であるし、健康な人格部分も背景として、二次反応として当然さまざまな形で入りまじる。(その中の一部だけが、原因とも少しからむだろう……。)こうした具体的多様性は常に私の眼前にあり、理論とはべつに、経験の豊かな源泉になっている。理論はただ、病的体験形式の本質的部分、中核的部分だけを、しかし的確に指示しようとするものである。それは認識の「骨」にあたる部分で、肉や皮膚は別個に考えるべきものである。しかし「骨」を抜きにしては、〝全人的形姿〟もおそろしく歪んだものになるだろう。実をいえば分裂病というものが「一つの」病《やまい》なのかどうかさえいまだに結着はついていない。同質の病的形式は一過性にならら多くの「他の」疾患にもみられるので、本書の立場は、或る特殊な病の、というより一つの特異な体験類型(分裂病型体験様式)の特徴を認定しようとするにとどまるものである。

2　『パターン』逆転

理論の最初の萌芽は、私の場合第Ⅰ部に述べた『パターン』原則a≧bをひっくりかえしてみることから始まった[1]。病者が自ら述べるその体験は、あたかもその逆転（a<bと描き得る）を示しているかのようであり、これを共通本質の抽象として定立できるかのようであった。『パターン』逆転がどういうことかは、『パターン』定義（第Ⅰ部）のaとbとを入れかえることによって、全く形式的に導出される。即ちこの体験型（『パターン』逆転）においては主体にとって、

Bが自明的で、Bから出発すれば、その対立者としてのAが出てくる、しかしそれ（A）は本質的に条件的偶然的《コンティンジェント》で、窮極的には不可知的なものにとどまる。逆にAがあれば、Bは論理的必然性《ロジカル・ネセシティー》として前提されていなければならない。

言うまでもなくここにいうBとはたとえば「他」「部分」「差別」「量」であり、Aとは

「自」「全体」「統一」「質」である。それらの対《つい》をB、Aに代入してこの文章を読んでみよ。このような体験を正常人は追体験、了解し得るであろうか？ ふつうの意味ではそれはできない。正常人は本来の『パターン』を逃れることはできないからである。わずかにこの「逆転」の知的把握を通じ、知的に仮説的に再構成してみて、その様相を推理することができるだけである。しかしこれもまた、ひろい意味ではりっぱな了解の一様式である。そもそも狭義説明図式（即ち何らかの仮説）の皆無な純粋な了解というものはあり得ず（別稿「方法論」[15]参照）、いかなる了解も了解／説明である。今はその「説明」の部分に、『パターン』逆転という説明図式が入っただけである。

a、bは式の一般項であるから、前記の四大カテゴリー対《つい》だけでなく、およそ『パターン』関係をなすカテゴリー対《つい》なら何でも代入して、状況を具体的にすることができる。私の最初の論文では、そのようにして知覚・表象（↓幻覚）、思考（↓思考障害）、自我意識（↓自我障害）、意味認知（↓妄想）、意志（↓させられ体験）、感情（↓感情鈍麻、自閉）の各局面を論じた。次にほんの一言ずつ、それらの要点を註記しておこう。

1　正常人の知覚は一般に（『パターン』非対称の極限として）a＝bと記号し得る体験である。即ち主体的能動性がまさに外界の存在圧力とつりあっている。しかもaの論理的先行という前提は保たれているから、その知覚像は自分にとってだけのことであって、もしかするとまぼろしであるかもしれぬというしっかりした検討の態度をとることができる。分裂病型幻覚（主に幻聴）では像そのもののあいまいさや非常識性にもかかわらず、また意識や知性の健存にもかかわらず、ふしぎなくらい病識をもてない。これはその外来性（b性）の方が自明な前提と化し、主体性（a性）の方がそれにかろうじて対応する、条件的偶然的なものになっている、という把握をすれば、どうにかこの体験の「実情」をうかがい知ることができる。実際、それは具体的幻覚者を前にしてわれわれの感ずる、これまでは表現のしようもなかった直接印象群に対して、かなりよく思いあたるものが得られるのであって、即ち従来の（結局比喩を出なかった）諸記述の中ではベストの表現用語となる。了解的仮説の効用はまさにこういうところにあるのであって、われわれにとってこれは知的遊戯などではない切実性をもつのだ。病者の病識のもてなさは、かかる「力関係」の実態からして直接に了解でき、他種の障害、たとえば妄想や、思考障害や……などを援用する必要はなくなる。

（「幻覚」の起原はおそらく表象からであり、その把握は、後述の推論でさらに深められるが、ここの段階ではまずそうした直接の体験性格が理解されれば十分である。またついでながら、「夢」型の幻覚――おもに意識障害時にみられる――は全く様相を異《こと》にし、別の理論枠組みを要する別種の幻覚類型である。これについても、巻末で論ずる。）

2　正常の思考の運用は、概念化→推理のどの段階においても、全体／部分をはじめ諸々の『パターン』にはまっていなければ崩れてしまうのである。病者の思考にはそこからの逸脱の例が豊富にみられる。一例だけ示す。

「太陽は一つです。私は一人っ子です。だから私は太陽です」（泰井症例[16]）これはものの「部分」あるいは「量」面のみが優越、独走して「全体」面、「質」面を逆にひきずっている思考の運びである。（「一つ」と「一つ」というようなレベルでは、およそどんなもの同士でも共通であらざるを得ず、しかもそれを通じてなすべからざるにせの統合が行われる。）私はこのような同一視を「量的同一視」[1]と呼んだ。（ついでながら、アリエティがその分裂病論[17]で引用しているフォン・ドマールスの原理なるものは――「述語を通じての同一視」のことであるが――原始人や子どものよく行うもので、これはほとんどが質的同一視であり（「質」的に似ているものを結合する）、原投影が先行して量的分化が追いつかないだけのもので、本質的には正常範囲である。分裂病的なものでは全くない。）

3　自我を「意識する」という体験局面は「意識する自分」と「意識される自分」、あるいは、わかりやすく言えばジェームズの主我（a）と客我（b）とで成り立ち、当然a優位の『パターン』である。病者の示す逆転は、もっとも人をおどろかすもので、「表象された自分」に本来の「自」は引きずられっぱなしになる。客我は他者の自我像表象にのっとられることもある。正常ではあくまで、「自」が他者を了解するのだが、病的には「自」は他者に了解されっぱなしという体験も起り得る。（ついでながら、心因的に生ずる憑依の体験では、〝憑依霊（一つの人格図式E）〟は「自」の前にわりこみ、その身体支配権を奪うのみである。）

4　外界知覚に付する正常人の意味づけは、その内容は一般常識にもとづくにしても、そのつど主体が付する意味表象であって、従って絶対客観ではないことを（正常人なら）意識し得る。病者の典型的な妄想知覚では、瞬間の意味着想に自らは全くのまれ、はまりこむが如くにしてその妄想を絶対視する。それは判断材料として、徴候として見る、というよりも既に結果をみている、ということもでき、主観的因果律も逆転している。病者にとってはいわば「結果」が先に出ていて、その原因をいぶかしむという形になる。（ついでながら何らかの動機——願望や防衛——にもとづいて了解しうるようなあやまった信念の固執（パラノイア型妄想）は、正常人にも——分裂病者にも——もちろんみられうるものであるが、古来純粋に分裂病的といわれる妄想知覚の現象は、そのような次元を超越したものである。妄想知覚については、さらに後述の理論化によって、その把握を深める予定である。）

5　意志・感情の正常様態は、まさにそれあるがゆえに正常人がaの優位を帰納しうるような、典型的a>b型体験である。自分の意志が自分の意志でないなら自由の自明性は崩壊し、自分の感情が自分の主観・質でないと思うような正常人は誰もいない。ところが病者ではまさにそういうことが起る。自分の意志を超越する何かが自分に「先行」して自分の意志を動かす（させられ体験）。感情はあっても離人症的によそよそしいものであったり、第一感情らしきものを体験すること自体むつかしくなる。（ついでながら正常人にもみられるインスピレーションのたぐいや無意識的自動運動などは、一つの勢いにまかせているだけであり、a=bの辺縁にある現象で、決して『パターン』逆転の体験ではない。）

　これらは便宜上各局面ごとに分解して述べたけれども、実際にはいくつかの局面がわかち難く共存して一塊となっていることがむしろ普通である。（たとえば幻聴の場合でも、その中に妄想成分、自我障害成分、思考障害成分等が共存するのをうっすらとはみてとることができる。）ただし、それぞれの中のもっとも優位な各体験様式の、それぞれの直接性において、分裂病型の特異性ははっきりと描写し得る。しかもそのどれをとっても、理論的には同一方向の体験型変化であることは、はっきりと規定されている。かくて「幻覚は妄想で説明し、妄想は幻覚で説明し、……全体は（未知なる）人格障害X《エックス》で説明する」といったこっけい、かつ無理なことはする必要がなくなる。

　そのようにしてこの形の理解法は、各局面ごとに、病者の直接体験のひだに食い入り、その記述と了解をするどくする。病者のいわゆる病識欠如、常識の通ずる世界の外へ逸走してしまう特質も、各体験の構造自体から了解できる。病者は知性、意識が健存する「にもかかわらず」ではなく、健存する「が故に」こそ、自らの体験型に忠実な態度をとらざるを得ないのである。かくして「病識欠如」の理由そのものについても、他の理論、たとえば人格障害X《エックス》、コンプレックスX《エックス》、などから説明しようとする理論とは対立する。――排反するのではない。むしろさしあたりそうした諸理論を不要ならしめるのである。ただしこの意味は実に大きい。というのは原因がわからないまま、病者はただ脳の病気とほうりだされてしまうか、あるいは全く逆に重症の神経症くらいにみなされ、いろいろと得手勝手な心因理論の烙印《スチグマ》――社会本能の先天的薄弱だとか、幼児期母子体験の傷痕だとか――をくっつけられるはめに陥ってきたからである。ひどい場合は病者の人生戦術、意識的韜晦《とうかい》とさえみなされた。

　症例によってはそうした力動も存在し得るのを否定するのではない。

　だがそうした論者は、これを一般化し、分裂病者の発病前の能力や素質が、われわれ〝正常者〟と本質的に異なる欠陥をもっていたと、本当に（良心の呵責なく）きめつけることができるのであろうか？　ましてこうした諸説の方が、身体因論者よりも〝人間的である〟と思いこむようなことはもっての外《ほか》であって、一見〝人間的〟な理論ほど、（その発想は善意からだったとしても）実は病者を不当にばかにしていることになるのではないかと思われてならないのである。（病者は今、現に病気であるがために、こうなると弁解が許されなくなってしまうのだ。）

もちろんこうした諸説も生ずるには生ずる理由はあって、そういう面だけを見ようとすれば、臨床経験の中に見出すことが可能であることは私にもわかっている。だがそうみえるものの大部分は、原因というよりたまたま平行的に存在するか、或はむしろ発病の結果であり、さらにはそれへの二次的反応として生ずるものであろうと思われる。たとえば病者といえども（このハンディキャップを負うてしかも生きてゆかねばならぬ主体が）〝人生の策略〟を弄することもあろうということに何の不思議があろうか？　それがさらに病者の改善、治癒を悪循環的に妨げることはあるので、その場合われわれはその課題と正面から、あるいは側面から取り組む。しかし病《やまい》の原因としてそれがあるのではない。

性格、気質との関連も、実際的見地からしては私自身も極めて重視する領域である。発病しやすい素質というもの[18]を見すえ、想定する必要はある（私自身一般心因論との関連においてかつてこれを論じた）。しかしこれは価値観のまつわらない、むしろ生理的な観点である。そしてそれさえも、一次的な病因とも本質とも考えるべきではない。実際、これは「べきではない」と戒めるレベルの事柄で、医師としては、このような方向に判断が走ることを極力自制すべきなのである。これはたとえば、一般的な体の弱さと、「結核」という特異病症との間に（実践的関連はあるにせよ）理論的に一線画すべきであるのと同じである。身体医学ではわかりやすいこの医師の節度が、精神病の領域では（おそらく神経症からの類推のために）失われやすいことを極力自戒すべきである。

第一、生来の人格欠陥と症状が不可分離であれば、病者の示し得る一切の不徳も、病気だからという理由で、一切責任を問えないことになる。（或はその正反対に、一切の責任を過酷にも本人にかえす、ということにもなり得る。）しかしそうではなくて、徳も不徳も、病者に存在するのは健康者に存在するのと同じ割合で存するのみである。これも教条であろうがまだしもこの教条の方が、病者に対しすっきりと治療的に対処できるだろう。この辺の機微についてはかつて[7]別稿でふれた。

何よりもまずもっと正確に、実態の構造的把握をこころみるべきであるのだ。了解的研究も身体医学的研究も、すべてそこから始まる。従来存在するそうした諸説は、大体概念自体あいまいである上に、分裂病の個々の症状につながる関節のところが不明瞭で、その意味では肝心のところでほとんど役に立たなかったといえる。

批判の口がつい辛くなってしまったが、そうした「諸説」の中では、既にかなり昔の先駆的論文であるがミンコフスキー[19]の「生ける接触の喪失」の概念だけは私は好きである。というより方法論の方向として、一つの道を切り開き、その流れは結局私の方法にまで及んでいる。即ちまず一方において臨床経験への忠実な直観があって、その中から記述、説明を要すべき本質点が、きっちりととらえられている。他方にベルグソン哲学の枠組みがあり、両者が相うつことによって一つの有用な、概念——言葉——が結晶した。しかしこの概念をもってしても、各症状への応用においては甚だ弱いし、またこの「喪失」を感じさせない種類の分裂病者や、別タイプの分裂病者（たとえば私の言葉でのE型分裂病者——後述——など）について何も言えない、という限界がある。

さて一言で言えば、『パターン』逆転の公式は、分裂病型体験空間の了解に関して非ユークリッド幾何学の公理のような役割を果すことができている。この形の認識が窮極的に正しいかどうか、もっとよい把握法が出てくるかどうかは別として、この仮説の方法論と構造とは、はっきりとした自覚の下にあり、それ故に限界もまた明瞭であり、情念的にドグマ化する危険はかえって少いのである。

3　ファントム空間の図式

(1)　強度（そして距離）の空間

ここまでは一応純論理レベルの理解法といえる。私はそののち、体験距離の概念を加えて、体験空間を立体化し、さらに最小限度の生理学的仮説を加えて、了解理論の発展をはかった。それは結果としてここまでに述べた理解法をも止揚して、具体的応用面の相貌をも変えたと言い得る。その諸点を要約しよう。

各主体にとっての、内的距離をもった体験空間というものは、既に第I部、間奏3で図I-7とともに規定しておいた。内的距離という属性を含む「空間全体」は、体験強度の序列を線状に展開することによって規定される。体験強度は、その最強限界からゼロまでにわたるから、距離（内的距離のことを以下、単に「距離」と言う）の方は逆に距離ゼロから無限遠までの範囲に展開される。しかしこれは図示すれば、直角三角形の底辺としての有限線分の中におさめることができる（図Ⅲ-1、二四四ページ）。

（註1） この空間は全く主観的なものであるから、現実に在る——と想定されている——客観的空間に対比されれば幻影《ファントム》ともみなされよう。しかし了解の論理から出発する限りその重みは全く逆になる。客観的空間の方が抽象的形骸的な図式として抽出されたものにすぎず、かつこれはファントム空間の〝肉〟を経由しない限り体験に入ることはない。

（註2） 各主体は、いつでもこのように強弱を近・遠に展開しなければならないというわけではない。強弱のままで扱っておいてもよいわけである。即ち各主体はいつでも狭義空間を体験しているわけではない。ただその場合でも、理論的には、これを広義空間として処理することが可能で、かつこれは便利なことである。

(2) a強度、b強度の空間

次に大事なのはこの「体験強度」なるものが、実は二重に規定されていることである。即ちa強度とb強度である。

a強度とは、最も直接的な体験の質強度で、生命が発出し得る直接のエネルギー量に相当する。すべての体験（すべての意識）はこれを了解論理の起点として始まる。

b強度はこれを、外界、「他」の側から、あるいは言いかえれば物質、必然の面から制約する強度で、その意味ではきわめて意義重大な強度である（これは無視すれば生存の危機にも至る強度であるからである）。a強度は一般的にb強度を越えているのであり、その余剰において自由が存する。しかしその余剰はたとえばつかわなくてもよい場合もある、というように、a強度には恣意的な一面がある。それに対してb強度は、そのつど「死－回避」の残りとして厳存するものであり、「どうでもよい」ものではあり得ない。――従って前の図I－7でも、b強度（極大値からゼロまで）の展開図が基準線（三角の斜辺）として置かれた。これに対してa強度のあり得る諸場合の全分布は、図では斜辺の上方にひろがる逆三角形XYZの領域として示される。改めて図Ⅲ－1（二四四ページ）で示す。

(3) a強度、a′強度の空間（脳内転位）

ここで私としては、これまで体験論理としてのべてきたa、b両強度を、身体の中に――端的にいえば脳の中に、二つの機能系として想定し（いわば脳の中に移し植え）なければならない。

そう移すことができると仮定することそれ自体が、一つの問題性をはらむことは承知し

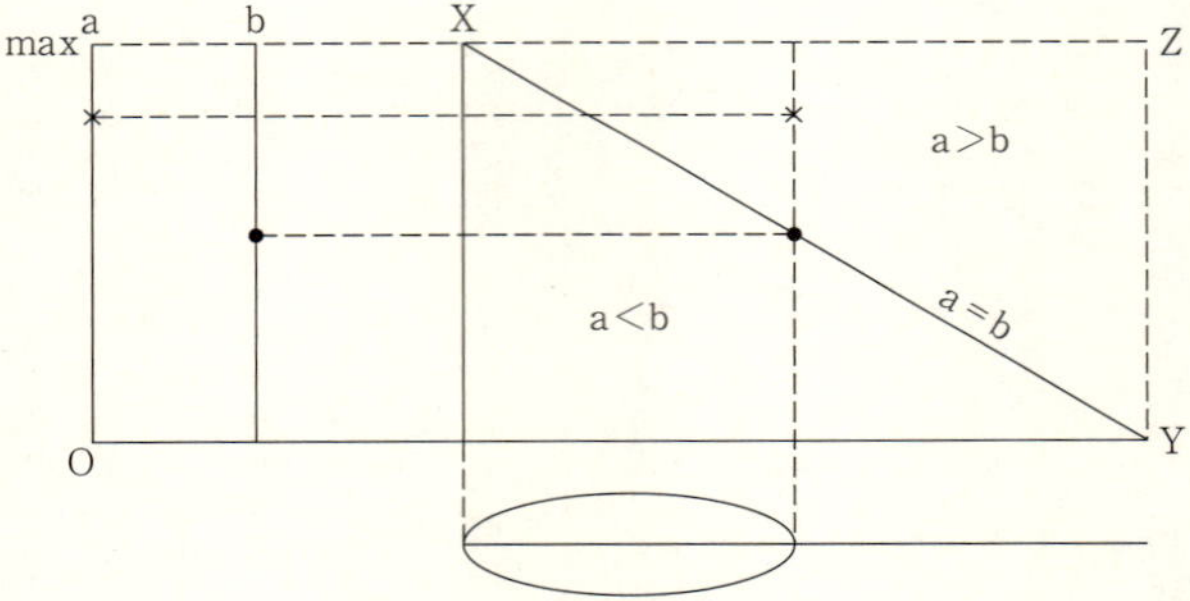

図Ⅲ-1

ている。しかし医学的に考えをすすめようと思えば実際にはこうしか考えようはないであろう。外界からの物質的〝外圧〟が生きものによって登録感受される最終的線が、脳のどこかにある（たとえ解剖学的にまとまった形態をとっていなくても）と想定することは、一般論としてそうしても構わないはずである。（生理学はもちろん既にそうしている。光↓網膜電位差↓外側膝状体↓皮質視覚領……そしてこ
こらでどこかへ消えてわからなくなるが。）

今述べたのは体験論理のb面の方であるが、このように脳内に想定されたb面の最終登録ラインを今後'a'系と呼ぶことにする。何故文字をbからaへ変えたかと言うと、これはa側からみれば外界の代表としてたしかにb面、「他」性をもつのであるが、他方真の客観的外界からすれば、脳の中という意味において主体側に属するという独特の両面性をもっ

た存在であり、その点を強調しておきたかったからである。(aの文字をつかったことで「自」側、ダッシュを附したことで「他」側の性格をあらわしている。この両面性は、後述の分裂病型「錯覚」の理論的誘導に際してキー・ポイントとなる。)

a'系については、これが単なる(網膜の辺で物理的に測定可能なような)客観的入力量でなく、主体の意味づけを経てくいこんでくる入力評価の最終ラインであることを念を押しておきたい。(同じ犬でもそれが眠っていると主体が思う場合と、咬みつきそうだと主体が思う場合とでは、a'強度は大きく違う――もちろん後者が強い。)またこれまではその由来が狭義の外界からの圧力として述べてきたが、体内からの生理的諸圧力という場合もあり得ることは注意しておきたい。(「自」にとっては、これも広い意味で外界、物質、他性を代表するものとなる。)

以上の如きa'系に対して、a系の方はそのままaの名前を移す。これはどっちにせよ(体験論理で言おうが脳内で言おうが)、体験の出発点になる他はないという事情に変りがないからである。

常識的に考えれば、aにもそのエネルギーのもとになる生理・物質系を考えることができるだろうが、それはこの際直接には議論しないでもよい。目的が体験空間の了解である限り、われわれは（たとえていえば）蛇口以降の水流の行方を追えばよいのであって、蛇口より以前の事情はさし当り捨ててよいという意味でである。（しかしこれももちろん、必要とあれば参照し得る。第Ⅰ部でも述べたように、この事情がわかれば了解そのものが変化し得る。その辺の生理学的、物質的事情は、わかり次第、先きほど述べた内発的制約としてのb面として、『パターン』の中に、体験線の上に、図式として組みこまれ、処理し得る。）

aとa'とは、実際には脳の中のどこで、いかなる形で打ち合うのであろうか？　いつの日かそうした解析が生理学的にもなされ得るであろう。それは胸のふるえるような予感であるが、今のところその願いは満たされない。ただこの二つが、互いに他を必須としつつも、一応別個の系として考えられねばならぬという点だけ、諒承していただければ足りる。

a強度、a'強度の二本の柱と、その展開三角図に関しては、a、bの関係図をそっくりそのまま転用することができる（図Ⅲ-2）。

ここで（事態が生理学的になったので）若干気になる点にさしあたりの註を加えておけば、

a'強度の「目盛」がどういう単位で刻まれるべきかは、感覚生理学で言う識別閾値の

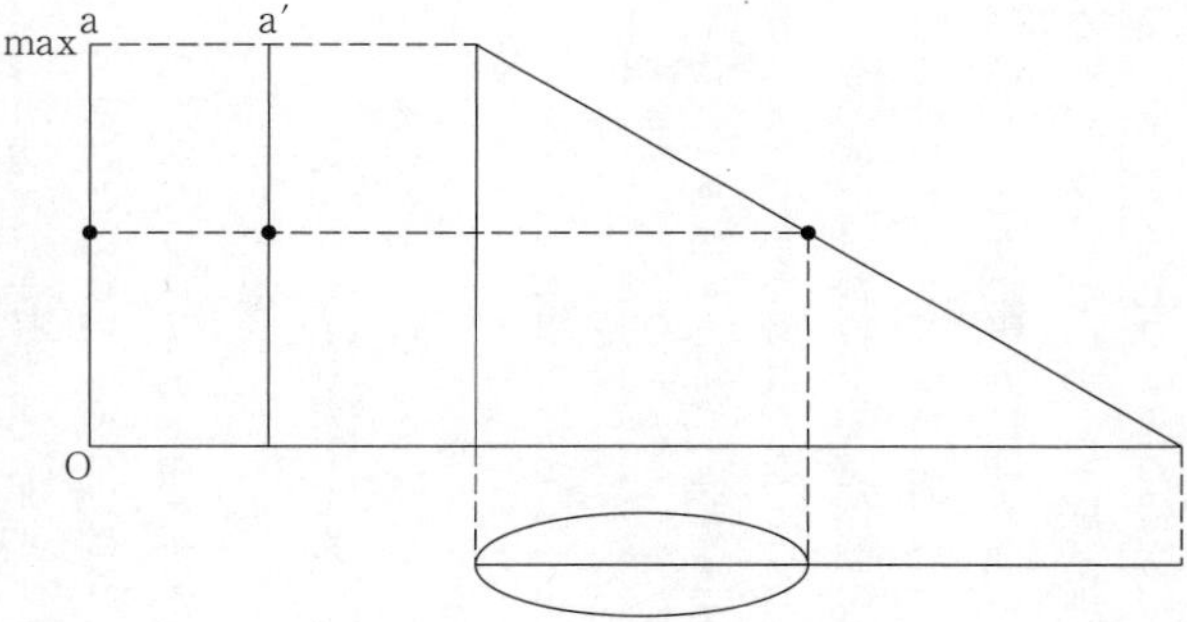

図Ⅲ-2 （知覚）

積み重ねで、ということに、原則的にはなろう。その可能性基盤はもちろんa′系自体の生理学的できき方にあるであろうが、実際にこれを刻みこむのは、a系の経験的活動によって、というのが実情と思われる。即ちこの目盛の数の増大はa、a′両系の合作であり、生下時以来、刻みこまれては既成の構造と化し、発育成長を遂げてきたものであろう。

次にa′系に耐性の限度、つまり上限界があることは当然であるが、a系の上限は、これを超えることがあるであろうか。あるいは逆にa系の上限の方が低いというようなことがあるであろうか。これは作図上の問題でちょっと気になるが、私はさしあたり次のように考えている。即ちa系の上限の方が仮りに高いとしても、死に瀕する事態であるa′上限近傍の事態に対して傍観することはあり得ず、手持ちエネルギーすべては防衛に注がれ消尽される故に、実際上a'上限を超えることはない（あるいはaそのものの作用がa'を破壊することになるからという解法もある）。逆にaの上限の方が低いとすれば、a'に余裕はあっても、それ以上の目盛を刻み得ないだろう。

従っていずれにしても、aとa'の上限は一致するとみなしておいてよさそうである。その形で作図しておくことにする。

(4)　「表象」について

次に、a>b型体験の典型とみなし得る「表象」機能の図示について、いま一度はっきりさせておかなければならない。

その前に、純粋な知覚体験の場合はどうか。純粋な、という意味は、外界からの知覚圧力に対してぎりぎり必要なだけのaエネルギーしか支出していない、という意味であるが、後述するように現実にはそういう場合は少ない。しかしそういう場合が極限としてあり得ないわけではないので一応基準として考えておくと、まさに今の定義によりa=b型の体験となり、図上ではその強度に応じた水平線としてのつりあいとなる（図Ⅲ-2はこれに相当している）。

表象、即ち想像的イメージの生産とその現象学についてはサルトル[20]が最もよく論じており、その本質的部分は私も受け入れている。その中でも最も重要な部分は、表象とはそこに不在のものを仮りに浮かべているという、主体の意識そのものであるとする点であって、即ち表象しているイメージが実は弱い知覚であるというような考え方を徹底的に駁論している。即ちサルトルにとっては表象は無 néant をさしはさんだ、従って知覚とは全く異種で、それと対立さえする一つの意識型である。体験に忠実であれば、自分の表象を知覚とまちがえるということはサルトルにとってはあり得ないわけで、それをもし混同するとすれば、意識力、反省力の怠惰、あるいは「没入」による一時的な本質忘却によるに過ぎない。そのような状態はたとえば夢の意識や、催眠下の意識において見られる。意識力そのものが復元すれば、容易に現実にかえれるというのが原則である（以上、少くとも正常人の場合では）。

ここまでは私も全く同感である。ただ、たとえば病理の領域に入る分裂病型幻覚についての説明となると、もうサルトルの射程では及ばない。病者はそれを表象と知りながら次の瞬間にはそれを否認するというような、「韜晦《とうかい》説」的説明でお茶を濁しているのはいかにも苦しい（ただ、そのように見えないではない点もあるという事情は後にまたふれる）。

その他知覚と全く異種の意識型という主張は、狭義においては承認し得るが、少し大きな観点からみた場合、全く無関係ということでもあるまい。像の起源そのものは最初知覚に仰いだはずである。「無」をはらむということ自体は重要であるが、体験としてのb面皆無ということは私の立場からはあり得ない（それでは体験そのものが霧散するはずなので）。実際、内省で現象学的に体験し直してみても、像の実在性格とは別種であろうが、微弱とはいえども或る物質的外在性格を、「私」は感じているのである（現象学で言うノエマ性）。しかしそれを「表象像として」維持し続けるためには、絶えまなく一種の努力、aエネルギーを持続的に注ぎこんで居なければならないことを私は感ずる。その努力がなければ表象イメージは霧散するのである。（若干正常をはずれた現象としては自生的ないし不随意的表象というのもあって、これはその程度によってはかなり知覚に接近することがあり得る。哲学者サルトルとちがい、精神医学でははるかに多くの種類の意識状態を区別するのである。しかしその場合でも表象の生産動機の問題とは別に今述べた力動構造はなお保たれている。それに今はこうした例は除外し、ごくふつうの表象について考えている。）

これらを綜合すると、表象は図上では（図Ⅲ-3）、比較的高いa（O_1M）と低いa'（O_2N）、その間の落差dが「無」の性格部分に相当するという形であらわさざるを得ないこ

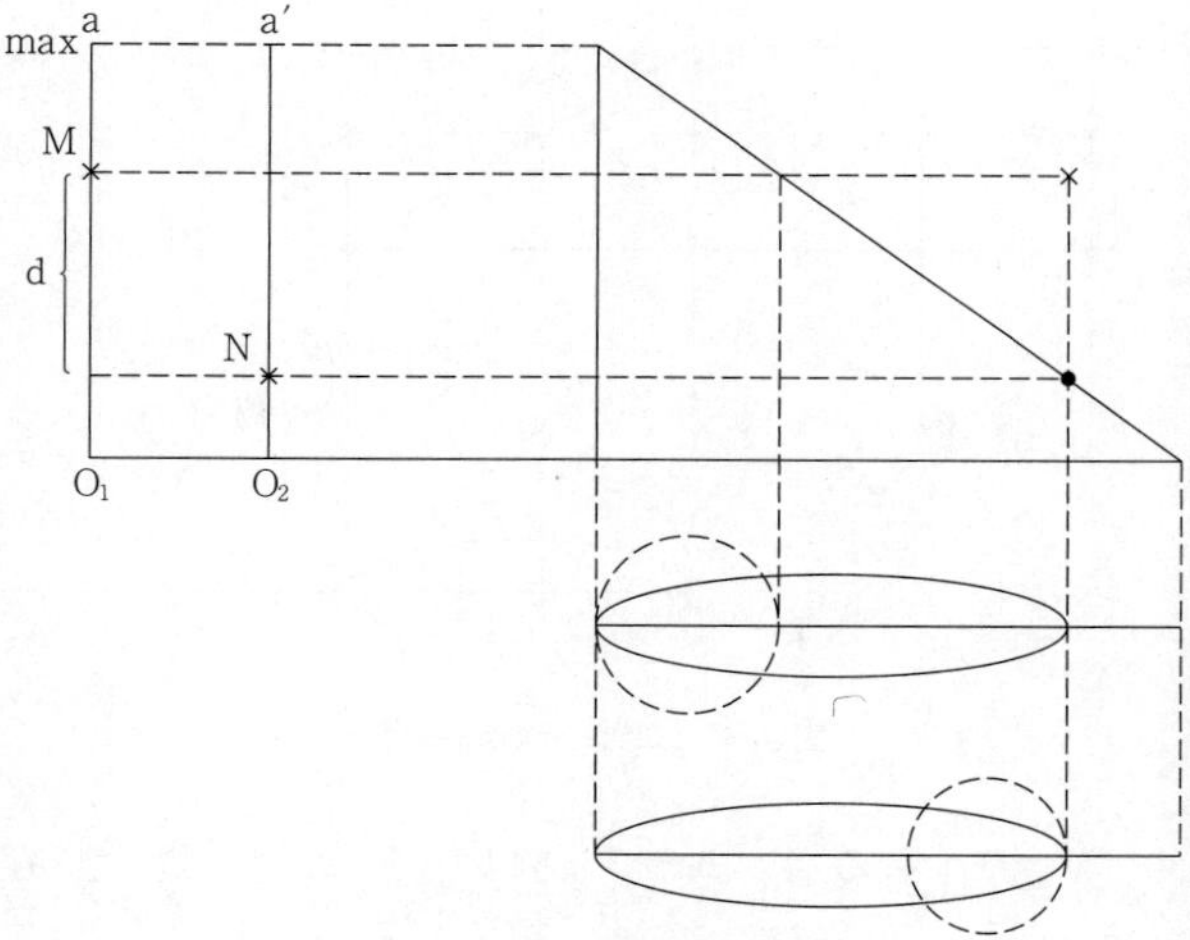

図Ⅲ-3　（表象）

とになる。図における落差ｄ分だけの余分のａエネルギーが、a′の表象内容を仮りにつり上げ、支えているという関係である。

　この場合のa′は、知覚のa′とは実質別種であるのだが、本書で考えている程度の略示においては同形にあらわしておくことは許していただかなければならない。知覚と表象とは、混同は許されないとしても少なくとも非常に近縁な体験空間なのである。

　展開した方の距離線で示すと図Ⅲ-3の下部に示される体験基準線のようになり、表象とは対象の「無」性を承知しながら「仮りに」

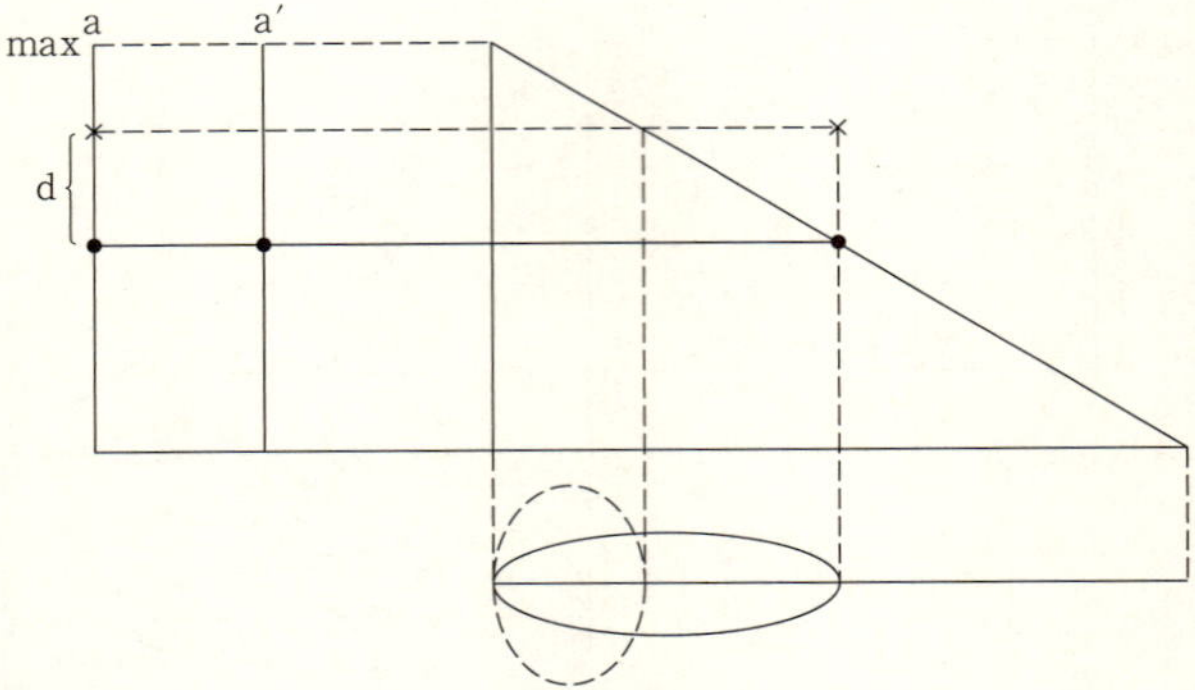

図Ⅲ-4　（知覚とその意味表象）

存在するが如くに近寄せてみているという体験型であることがよくわかる。（表象の方はこの場合、わかりやすさ（知覚との区別）のため破線で強い弧を描いておくことにする。）

（表象には実はいま一つの可能な形態があって、それはeが——想像裡に——進出して対象に近いどこかに仮りに同一化するという形のものである。この場合も対象との距離が「仮りに」近づけられていることは容易にみてとれる（図Ⅲ-3の最下線）。これは間奏2で述べた原投影に当るものであり、後述の第4公式と関連する。）

表象をこのように表示することは、非常に厳密に言うとまだまだ問題があるとは思うが、少なくとも哲学の先端的知見も縮約して含んでおり、今後みるようにいろいろ理論的応用する場合にも便利で、実用上はほとんど問題のない表示である。

またここまでは表象を独立空間として論じて来たが、現実には、ほとんどの知覚に、表象空間は重なっている。即ち、ただ形態を「知覚」するだけという局面は、生活の中では皆無に近く、必ず何らかの意味認知、即ち意味表象が伴っているからである。（実際には見えない裏側を含めて、立体として認知することなどもその例であるし、「これは隣家の犬だ。」「唸っていて敵意をもっているらしい。」「逃げねばならぬ」等々の意味づけの一群を伴っているのがその例である。）これらを綜合すると図Ⅲ-4のように描かれる。即ち知覚に意味表象がつぎ木のように載っている形で描く。厳密には意味表象独自のa′部分を純粋知覚のa′の上に載せなければなるまいが、どうせ微弱であろうのと、煩雑なので省略して描く。実際問題としてそれで不便は生じない。

以上、表象を典型例として述べてきたが、すべてa>b型とみなし得る体験ならば、一般化してこの形で描くことができよう。しかしその中でも表象機能は非常に重要な領域である。意識活動というものは、実は表象の可能ということにそのほとんどを負うているからである。（予想も、記憶も、言語も、思考も、表象能力なしには考えられない。）

(5) 「図式」について

さて残った問題として、直接図上にはあらわれないのだが、「図式」の概念を要約しておきたい（これがすむと推論にとりかかれる）。既に第I部間奏1であらましを述べたとの、再説であるが、本書で「図式」schema と呼んで総括しているのは、体験のあらゆる形式的、構造的、関係的要因のことである。それは体験の強度そのものとは区別される。即ち同じ「構造」の体験でも、強い時もあれば弱い時もある。

体験の「構造」とは、もちろん対象物体そのものの客観的状態からも規定されるが、それですら主体側のもっている把握の様式とも相まって初めて体験に入る。その把握の様式はそもそも脳の基本的でき方にもとづき、さらに生れてこのかたの経験活動によって形成固定されているものが大部分である。

この種の「形式」を医学では古くから「図式」と呼ぶ伝統があるので（たとえば「身体図式」の概念）、私はこの語を代表とした。（哲学でも「図式」は伝統ある言葉であるが、上記と矛盾はしないと思う。）私の場合、純身体的構造もここに含めているが、純身体的な図式はその本質上「無意識」（あるいはこの語の定義に問題があるなら「意識外」）の領域にあり、さしあたり意識の体験線上には現われない。意識に現われる図式は実際上ほとんどが認識を形づくるもの、つまり「認識図式」である。これには客観性に非常に近いものもあるが、単に便宜的、仮説的なものも極めて多く、しかしそれらももちろん図式であり、そのつどの必要に応じて一過性に役立っている。「知識」とはすべてそれぞれに図式となる。私が本書で創《つく》り出しつつある「幾何学」構図の全体も、もちろん一種の（基本的）図式である。

このようにして現実の体験はそのつど何重もの図式で充満している。その個々の姿は体験線の上には現われていないが、それぞれが一定の論理的順序に従って上手《かみて》から下手《しもて》へと並んでいることは注意を要する。この順序とは本質的にA↓Bの『パターン』順序と同一方向のものであって（間奏1及び後述参照）相対的にのみ定まり、かつその位置づけ自体が経験にもとづく図式化の結果である。体験強度とは関係がない。体験のそのつどの全体強度は、図では線分e-fの長さ短かさとして表現されるのであるが、図式の相対的位置づけそのものは変らぬまま（ゴム製ものさしの縞目の如くに）、e-fの長短に応じて随時伸縮するのである（この「図式列」概念は後述第2公式と関連して活用される）。

4　分裂病のための「仮説」と第1公式 Af-F

さて、ようやく「推論」への準備ができた。これまで述べたことは抽象的に見えたではあろうが、正常人の意識、体験空間を現象学的に内省してみればこういう構造の〝骨〟が出てくるという意味においては、ほとんど純粋記述というに近く、その意味では「仮説」性は極めてうすい。(既に私がとりいれた以外のどのような哲学的概念でもよいが、それを考えてみればそれらの仮説性の方がむしろよほど高いであろう。)これから提出するのが本当の「仮説」であって、しかも唯一の仮説である。それは一応次の形で述べられる。

仮説

a'系の物質的歪《ひずみ》—応力関係を支えていた生理学的定数が変化し、それも同じ歪《ひずみ》に対して今までより弱い応力しか生じないような方向に変化すること。

何故、いかにしてそうなるかは、もちろんここでは未知である。しかしそうした生理的定数があったこと、またそれは絶対不変のものではないであろうことは、ほとんど疑うことができない。右の「結果」のみがあれば、以後の機能変化がどのように起るか、という推論に支障はない。

a′系は外部からの入力と、a系との間にはさまれた一枚の厚いゴム板（弾性体――弾性空間）であるかのように考えてもよい。この場合「仮説」は、ゴム板の弾性率の低下ということに相当する。

弾性体空間は、その応力（力《ちから》）と歪《ひずみ》（距離）との関係が、ファントム空間三角図と同じ形の三角形に描けるので、この類推《アナロジー》が可能である（帯磁率でも帯電率でも理くつは同じだが、弾性率が一番考えやすい）。

さて外力（bの圧力）そのものはもとのままであったとしよう。そこへ仮説の状況が生起すると事態はどうなるか？　厳密にいうと次の二つの場合があり得る。㋑もし外力が、空間移動するものなら、それは〝やわらかくなった〟ゴム板を圧縮侵入してきて或る点でとまる。その時のゴム板の内部張力は以前と同じに復旧するが、距離的に侵入されたという事実が残っている。㋺もし外力が移動しないものなら、距離的にはもとのままであるが、ゴム板の内部張力は低下（減弱）している。

モデルはこのどちらでもよい。要はこの異常事態が起きた場合、主体からみてこの外力

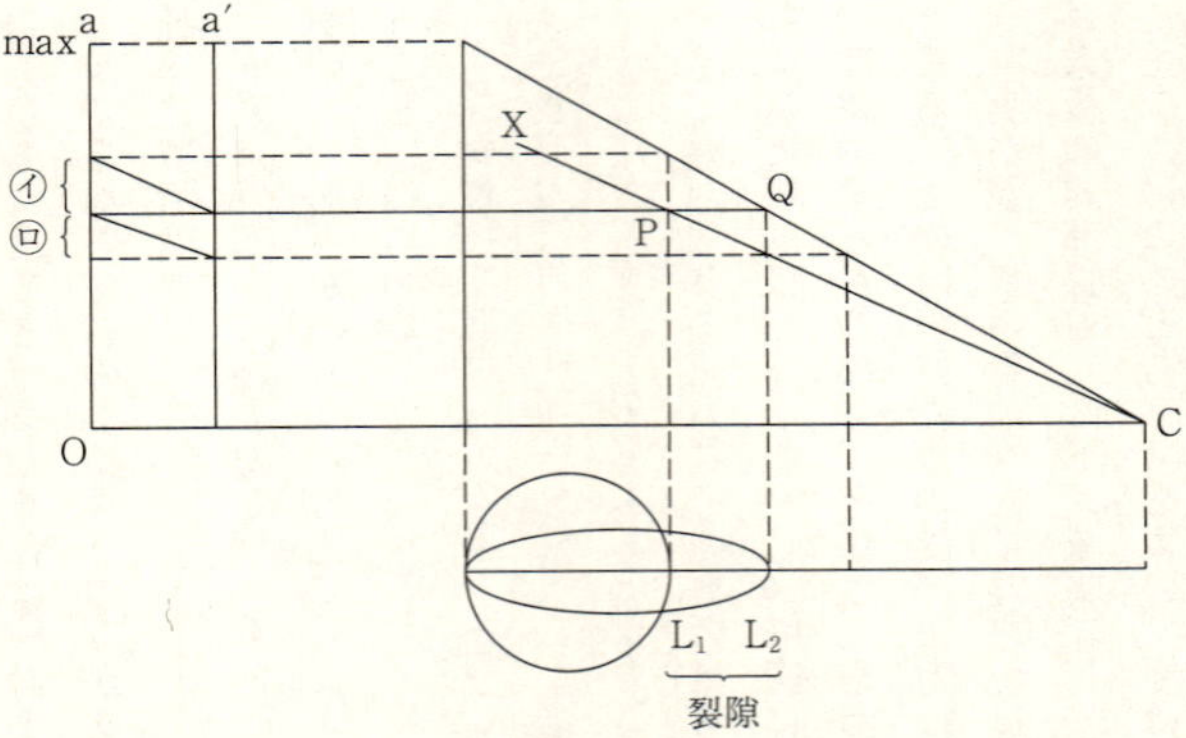

図Ⅲ-5

の位置評価（距離評価）がどうなるかということである。

今の例は「知覚」型の体験で論じているので本来ならばa＝bであり、a＝a′である。つまりa系距離と′a系距離とは一致していたはずなのであった。それがこの「仮説」の結果「ずれ」を生じてしまうのである。

㋑の場合には、内部張力′aは前と同じになったのであるから、これの投影によってなされる′a的距離評価は前と同じである（図Ⅲ-5のL_2）。しかし実体はゴム板の縮んだ分だけ後退して（「自」に近づいて）いる。aエネルギーはこれに対応しないわけにはゆかないので、その分だけレベルが上昇する。（〝距離的に縮んだ分〟というのが生理学上いかなる変化に対応するのかは、もちろん今の時点で定かでない。しかしこういう〝もの〟も存在するはずであることは疑い得ない。そしてａ側としてはこれを放置、無視するわけには行かない。ここが、生体と単なるゴム板物理の違うところである。ａは独自の出力源泉をもち、慣習的出力を維持する場合もあるが、この場合はこの〝縮み〟を感知し、それを従来通りの基準斜線にもとづき計算して、必要な対応出力をはじき出すことになる。）

従ってａによる距離評価（図Ⅲ-5のL_1）と'ａによる距離評価（図のL_2）とに差（分裂）が生じてしまう。知覚像のｂ距離は'ａ性に従うべきであるから、より遠方の点L_2に定位される。ではａからの評価の端である点L_1には何があるのか？　何もない。主体にとって最も直接的な実感であるａ系ファントムの端《はし》はいわば空《くう》をうっている。そして点L_1、点L_2間の裂隙は、正常知覚の場合には生じ得べくもないもの（ａと'ａとは必ず一致する筈なので）、という意味で甚だ逆説《パラドクシカル》な裂隙である。（これらの位置関係を図Ⅲ-5の三角図で作図すると体験線上にあらわれた裂隙は、ＰＱのはがれに相当する。この場合斜線ＣＸは低下した弾性率に相当する基準斜線である。）

さて、主体は当然「仮説」の障害が起きていたことを知らない。実はそのことが、今述べた裂隙形成に関与している。というのは、始めからこの障害があるのを主体が知っているのなら、ＣＸで示される新ファントム空間ですべてを処理すればよかったわけで、それだけを基準にしていればaと'aとは分離などしないのである。（この場合も、全体として或る変化は生ずる。それは分裂病の場合、慢性順応形態として論ずることができる。しかしその細部はここでは略する。）しかし主体は障害の伏在を知らなかったのだから、その限り、今までの旧基準線で、事態を処理しなければならなかったのだ（'aについてもaについても）。点P、点Qの分裂はまさにそのことに負うているのである。

　こうした推理は、病理事象伏在でひき起される「錯覚」を解析する場合と一般的に同じ方式のものであって、決してこの場合だけの特殊なものではない。一般的に言えば、「根本前提が変ってしまっているのに、今まで通りの習慣図式で事を処する」ために、結果として両者がずれてしまうのである。（即ち習慣性の固執があるならば、主体は前提の変化を知っていてさえ、錯覚が成立する。生体ではそうした習慣性の固執は一般に実に強い。）簡単な例では、一側の外転神経が麻痺しているために生ずる複視がある。――そういえば点L_1と点L_2の分裂は、（本来は1点であるべきものの）「距離的複視」と表現することができる。ただし実際には二つにみえるのでなく、さきにのべたように、実質的には何もない実感空間の端《はし》fと、裂隙を隔てて外部に逸走した像、即ち形骸だけの対象図式Fとに分裂したわけである。既に体験線上で定義したように、対象図式はFであり、それは本来体験の可能な極として想定される抽象点fと一致、もしくはfがより遠方に（従ってFがe fの空間内に）位置づけられるはずなのであるが、ここではFがfをはみだしてしまっている、という新事態が生じたわけである。従って（A端は正常として）正常形態AFfの代りに、Af-Fなる新事態が生じた、と記号化しておくことにする（ハイフンは前記の逆説的裂隙を象徴させた）。（図Ⅲ-6）。

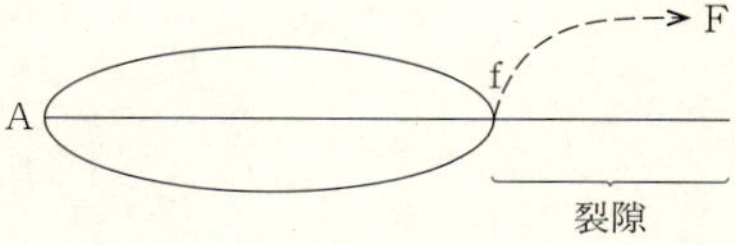

図Ⅲ-6

このAf-Fという事態によく相応する臨床形態として想定できるのは実は「離人症」depersonalizationである。（臨床的にはこの症状だけだとまだ分裂病とはいえない。しかし分裂病とは非常に密接な関係がある。その本当の原因も、機構も、いまだ知られていないというのが遺憾ながら現状である。）この病態について大部分の読者は既によくご存じと思うので、それ自体の説明は最小限度としたいが、一口に言って、あのすべての知覚にもどかしくも伴う、「ガラス板一枚へだてたような」、「どこか非現実的で影のような」性格は、既に述べた範囲だけでも、迫真的にこの構造理解（Af-F）に合致するのである。（しかも推論できるのはまだまだそれだけではないが、それはさらに後段で整理する。）

ともかくこの構造の把握をわかりやすくするためにもう一言表現を

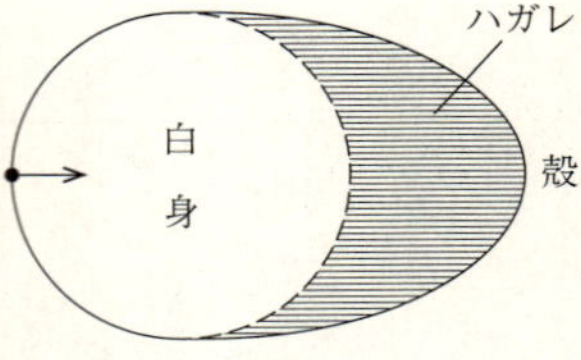

図Ⅲ-7

つけ加えておくと、（さきにも述べたように）この裂隙は、ファントム空間が旧基準斜辺から新基準斜辺（図Ⅲ-5のCX）へ〝短縮〟したために、生じた「はがれ」PQとして表現することもできる。以前の論稿で、[7]生卵《なまたまご》を例にして、本来殻《から》一ぱいに充満している白身《しろみ》が収縮し、殻とはがれを生じた状態と表現したこともある（図Ⅲ-7）。身《み》はaの空間でその端をfに、殻《から》は慣習的にとり残された対象図式Fに擬したわけである（私が最初に着想したのはむしろそういう具体的比喩からだった）。この見地から、私はさきの仮説を「ファントム短縮仮説」とも呼んだ。一口《ひとくち》で呼ぶためにはこの呼び方が便利で、かつイメージを浮かべやすいかと思う。

さて、すっかりあとになってしまったが、先にあげておいたもう一つの場合、即ち㋺の場合は、図的にはずっと簡単である。a′は単純に弱く、遠くなって、像はそこへ投影される（図Ⅲ-8のL_3）。aは慣習に従いそのままである（L_2）。結果としての裂隙は㋑の場合と同じ性格である。主体の体験（錯覚）様式は㋑の場合と全く同じように推論できる。わずかな違いは、全体が、ちょっと遠くへ平行移動したことと、㋑の場合のような、aの強制

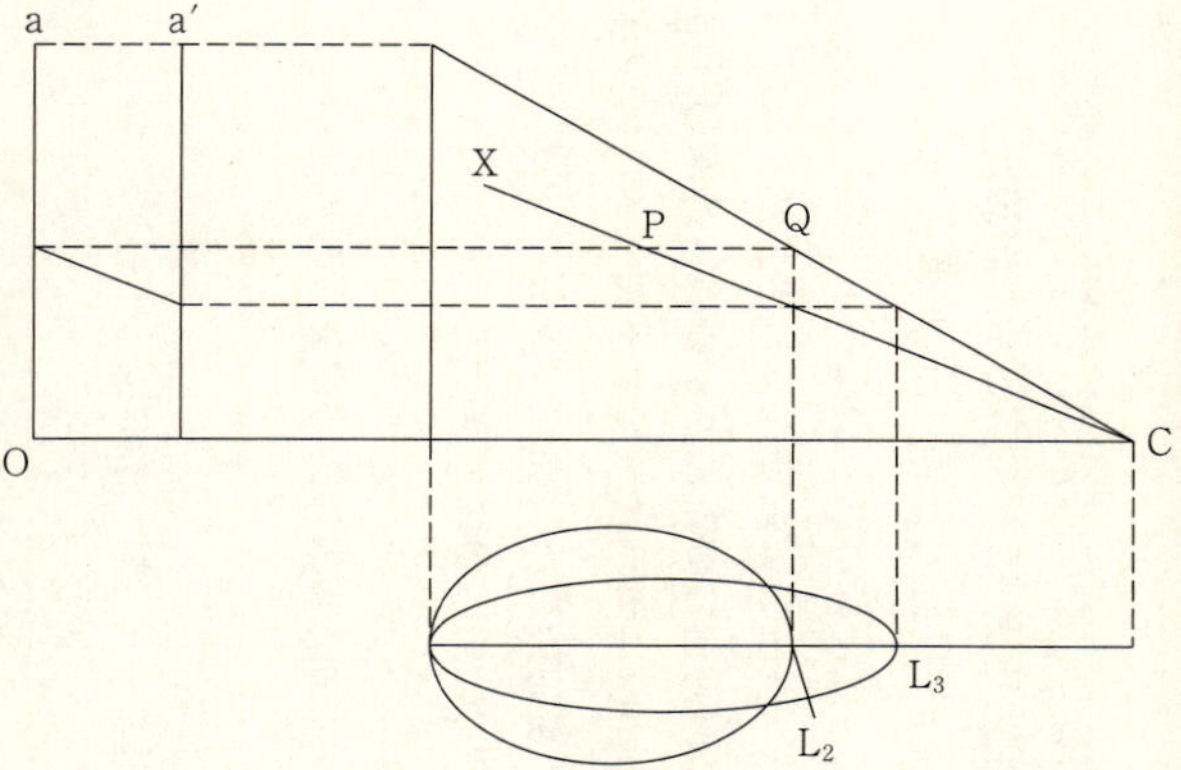

図Ⅲ-8

アップを強いられる感覚がないというところであろう。このわずかな差も、つっこめば意外におもしろいものが出てくる（臨床的にも対応する）のではないか、という予感を私はもっているが、それより前にもっと大きな論点がまだいろいろあるので、さしあたりは、むしろ㋑も㋺も大したちがいはないという包括的態度をとっておくことにしよう。

5　Af-F の諸性格（続）――離人症を中心に

第1公式の推論は今後の理論発展にも基礎となるので、念を入れてさらにその特殊性格を列挙しておこう。

(1)「つきまとい」性　右の裂隙は、仮説した障害ある限り、体験強度のレベルにはよらない。つまり注意をそそいで知覚体験を強くしても、注意を弱めて弱くしても同じようにつきまとう。即ち恒常的に存在する症状自覚となる。――これは後述する「表象の擬知覚化」の場合と異なる点で注意に値する。（ただ、理論的には、仮説障害のあり方（特性曲線）が必ずしも一種、直線的とは限らないので（図Ⅲ-9参照）、それに応じていろいろな可能性のあることを保留しておかなければなるまい。しかしいずれにしても基本的推論は同じである。）

(2)「大地逸走」の性格　隠喩《メタファー》的表現を先にかかげてしまったが、その方がわかりやすく印象的と思われたからである。この仮説を論じた最初の論文(2)で、私は次の比喩で説明した。

われわれは平素交互に足をおろして歩いているが、足の長さと大地への距離はほとんど自動的に測定、確証されて、一体の運動図式、運動習慣をつくっている。ところで足をおろそうとしたある瞬間、突然足が短縮したと仮定しよう（そして主体はこれを知らないとする）。つくべきはずのところで足が地につかない（あるいは思ったほどの抵抗がない）。主体は一瞬狼狽するであろうが（よろめき感）、この際の運動錯覚の方向は、「突然大地が沈んだ」という方向であろう。

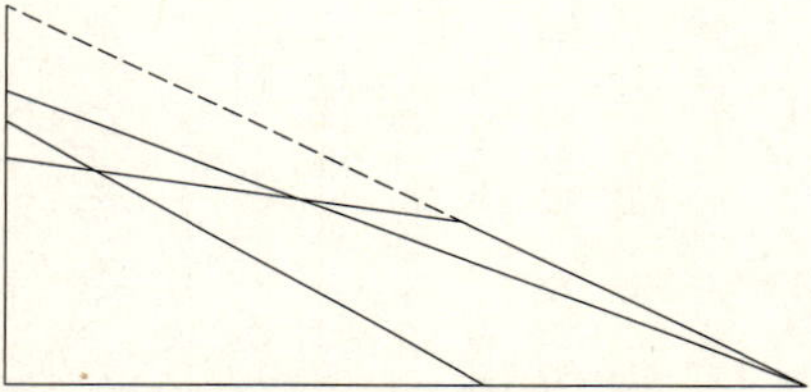
図Ⅲ-9　あり得る新基準線の種々

この比喩で、〝短縮した脚〟にたとえられるのはファントム空間（a）であり、〝大地〟にあたるのは慣習的距離に定位された「対象」であることは言うまでもない。ここでたまたまよい比喩であったから印象的なのだが、一般的に述べておき得ることがある。それはこの種の錯覚運動では、〝動く〟と感じられるのは、まさに通常は〝動かない〟と考えられている方のものだということで、そこに、この種の体験の衝撃性、主体を狼狽、動てんさせる性格がある。

もっと根本的に言えば、運動とか距離とかは相対的なものであるから（この相対性は後章――7項でも再び顧みることになるであろう）、ふつうはどちらかを基準に（そちらを動かないものとして）測られる。「大地」とはそうやって基準化された方のものである。人間が、大地に対して動いているのであって、その逆ではないとする。（しかしこれはもとはといえば、そうみなした方がより便利、合理的だからであって、〝大地の方がたえず動いているのだ〟とみなしても絶対的には間違いだとは言えないのである。）だがともかく人間は既に大地を恒常とみなしていて、自分自身を含むあらゆる運動測定をば、その基準にもとづいて「編制」している。（心理学で言う「恒常性」とは一般にこうした既定の構成に関係している。）だがその「編制」の前提となっている条件が狂った時（主体がその故障を知らないならば）編制が牢固としてうまくできていればいるほど、その編制構造全体の方が震撼《しんかん》して動揺するように錯覚されるのであって、この「地すべり」的震撼の衝撃性は、離人症の場合でこそまだそれほど目立たぬけれども、そこにすらはっきりと存在する。ましてや後述する典型的分裂病体験様式を追体験する（察する）上に、絶対に欠かせぬ要点の一つなのである。（そこに安らっていた当のもの――自明性――が、流砂のように動き出すという事態を想像し、感情移入してほしいのである。）

(3)自我収縮感　今しがた述べた対象図式の逸走と相対的なのは、本来の日常的な、自己所属感のある空間が、逸走面と切りはなされて縮みこむような感覚である。それは外界に対して、自我が何か弱く、居すくむような感じともなり得、また外界知覚に「とびこまれるような」㋑の効果によるaの強制アップ）被刺戟性の感じにもつながり得る。これらは(2)におおわれて目立たぬこともあり、時に逆に(2)をおおうて目立つ時もある。そしてさらに極めて重要なのは、

(4)この逸出と収縮、即ち(2)と(3)の効果の同時共存性である。

理論誘導を顧みれば当然ながらこの両者は一つの現象の二面へのあらわれなのであって不二のものである。しかしそのそれぞれを「言葉」としてみれば矛盾したものである。だから病者がこの両者を、交互に、あるいは時には同時的にさえ示すと見える時、常識からみればそれはとても不思議、不可解（矛盾的）にみえるのは当然である。ところが（もう一ひねりして）それが少しも不思議ではなく、かえってそうでなければならないのだ、ということを言えるのがこの理論の意義なのである。進行した分裂病型の体験では、後述の諸機制も加わって一そう激烈になり（ことに自己身体意識の局面に関連して）、これまで自明的に自己の身体空間におさまっていたものが流出、漏洩してゆく恐ろしい感じを体験すると共に、他方逆説的にも外から圧倒され、自分の〝実質〟は縮み、世界が流入、侵入してくる如き感覚も生じ得ること、さらには両者が同時的にすら共存するようにみえる（吸い出され、かつ吸いこむ）ことがある。これらすら、この理論把握に照らせば不思議

ではない、ということになる。

このような力動的性質は、本書のようなやり方で初めて定義され得る体験空間の性質であって、従来のいかなる概念でも（たとえば自我境界というような仮想境界線を引くだけではとても）とらえることのできなかったものである。

(5) 「F」と『パターン』逆転との関係　これは「ファントム空間とその短縮」の仮説が、純論理概念であった『パターン』逆転の理解を、いかに止揚したかという問題点にかかわる。

もともとファントム短縮仮説は、『パターン』逆転とは全く独立に着想された。仮説自体には、お読みになればわかる通り、何ら逆説的なものは含まれていない。（基盤として利用したのは、正常の『パターン』概念だけであった。短縮のイメージを図上で検討しているうちに、この形の仮説に凝縮したのである。）しかしその結論として推論された現象は、やはり『パターン』逆転の様相を帯びているのであった。これは私自身、最初から予想したのではないところの符合であった。

ただしこの帯びているという細かいところが問題で、それは論理概念a△bが、そのまま具体的に現実化されているというような素朴なものではなかった。現にbの脳内相当者であるa'についていえば、むしろ a≧a' 即ち正常『パターン』しか現われていないのであった。

しかるに結果としては間接的に、『パターン』逆転は現われた。具体的には既に述べた$\overline{f\text{-}F}$の部分、即ち体験線上で、fとFとの上手《かみて》下手《しもて》関係が逆転するというのがそれである。

これは正常には出現し得ないという意味でだけではなく、理論的にも（狭義の『パターン』及び『パターン』逆転の定義を拡張した形で）述べ得る。実は第I部で述べた図式列の上手下手というところで実は既に述べ得たことであったが、そのあと第II部で『鞘パターン』の概念を確定したので、今やそれを用いて述べることができる。即ち「今」こそがよい時期である。

即ち「論理的先行性」（もちろんAから出発する了解の方向での）という点だけをとりあげて広義の『パターン』関係の定義としよう。そうするとどこでもよい、体験線上において多少とも上手《かみて》の図式と下手《しもて》の図式とをとれば、前者が体験論理的に先行するのである。（形の上でだけみても前者の方がAに近い。後者の方がBに近い。）つまりこれらの対《つい》は、体験線上のどこからでも（任意の2点をとれば）つくることができるが、それらはすべて『鞘パターン』として、全『パターン』A→Bの部分をなすのである。実をいえばこの説明の順序は逆で、そのような論理関係が感知されていたからこそ、その対《つい》は上《かみ》と下《しも》とに配置され得たのであった。$\overline{f\text{-}F}$は、かかる広義の意味において、『パターン』の（より正確

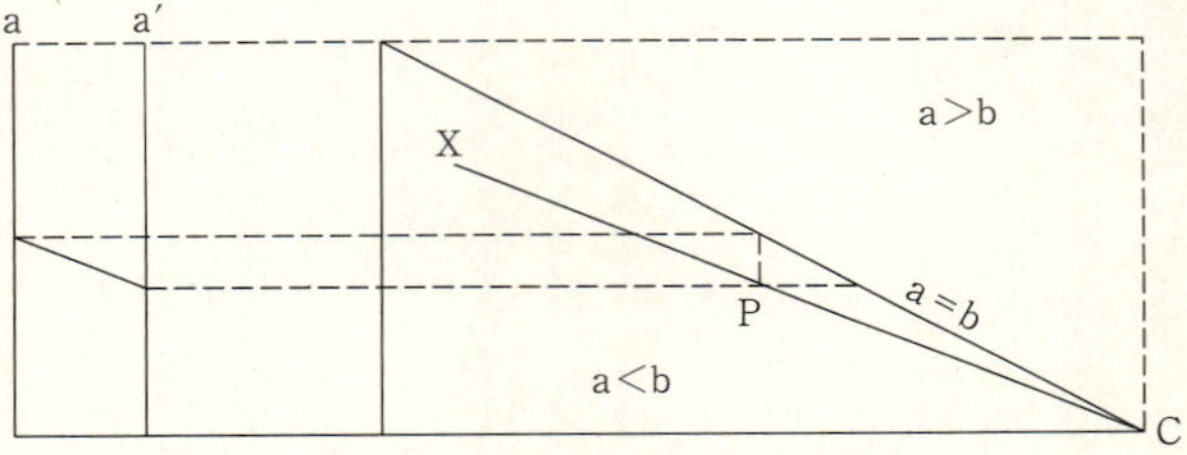

図Ⅲ-10

には『鞘パターン』の）逆転といえる。しかしこれは（理論誘導過程によく注意すればわかる通り）実体として出現するのではなく、〝錯覚〟として出現しているのである！

そこであらためて言い直してみよう。

分裂病体験においては、錯覚としての『パターン』逆転が生ずる。

錯覚にしても何故それが生ずることになるか？　分裂病における体験が、第Ⅰ部に述べた体験分布図（図Ⅰ-7）のどこに位置するかを検討してみよう。図Ⅲ-5を図Ⅰ-7に重ね合わせてみる。するとここでのaとa′との対《つい》に相当する点は、下側の三角形内におち（点P）これは即ち正常にはあり得ないはずのa＜bの領域である。するとやはり『パターン』逆転なのか!?（図Ⅲ-10）

これ自体が錯覚であることが、ちょっと考えればじき明らかになる。即ちここでの（a、a′）は、実は新たな事態、変化した〝弾性率〟に相当する新しい三角でみるべきなのであって、その場合にはPはCX上にあり、決して逆説領域には落ちないのである。

からくりは結局相関連する二つの点にしぼられる。その一つは主体が、今や実際には存しない基準線をなお幻の如く固執しているという事情である。いま一つは以前に述べたように、a′というものが、aから見ればBだが、本当の外部からみればAのようにもふるまうという両義性である。（A→Bの中間に入るあらゆる図式は、――Sもそうだったと同様――このような両義性をもち得るという一般把握も、この際気がついておいてよいだろう。）

即ちa′は、aに対しては正常『パターン』のままである（これは実体としてそうなのである）。しかし外に投影されたb（これはaに相当するものとして幻の基準線によって投影される幻の（b））に対してはa′△(b)となる。これが即ち幻の『パターン』逆転を生ずるということになるのである。

さて事態がこのように理解されたということは、純論理的にのみ考えることのできたあのa△bという事態が、（分裂病においてすら）本当には出現しているのでないということとになったので、これは正直なところ私にとっても一つの安心である。あのように非ユークリッド的な異次元の事態がそうかんたんに実現するのでは人類としてはたまらない。

しかし錯覚、仮幻としてならそれがやはり出現するということは、先きに論じた『パターン』逆転による理解が決して間違いでもなかったのみか、方向としては全く同じ価値をもち続けるだろうことを、同時に保証する。しかも臨床的にはより現実的な、やわらげられた形となることによって、その適合の度を一そう高める。病者は『パターン』が逆転しているかのような面（$a' < b$）と逆転していないかのような（この場合は事実逆転していない）面（$a > a'$）を同時にすら示すことができる。第一それが錯覚であるということならば、脱錯覚ないしは反錯覚的な実際対処をさせる手だてが、皆目無いわけでもあるまい、という希望がもてる。実際「病識がない」ということも一枚看板のようには言えないということは、臨床家なら肌で知っているところであって、病者は（よほど急性の状態でない限り）錯覚もするが現実も知覚していて、病者なりにつかいわける努力をしているものであり、こうした諸事情をも、より現実的、柔軟に理解する可能性が開かれるのである。

以上、第1公式はすべての基礎にもなるので、かなり詳しく論じた。分裂病のもっと分裂病らしい様態を理解するためには、さらにその応用としての、三つの基本公式が必要である。

6　第2公式《AB》-F——妄想知覚

ここで行うのは表象機能の領域において、前述と同じ仮説をおいた場合の推論である。さきに（図Ⅲ-3）述べたように、正常の表象機能の図においては、a系と'a系の間に正常の落差dがある。もしこの空間にも、さきほどの仮説的障害（生理的弾性率低下）が及んだらどうなるであろうか？

表象の'a系成分の張力が低下するだけなら、それは表象像の明瞭度が落ちる——消える方向にゆくこと、言いかえれば表象像を浮かべにくくなること、以上は意味しない（知覚の場合の㋺に相当）。しかし（知覚の場合の㋑に相当することとして）いま一つ起り得ることがある。それはa系のエネルギーの幾分かが'a系に流入移行することによってゴム板が圧縮され、前と同じ張力には達するが（つまり前と同じ表象像は生じ得るが）、その分だけのaエネルギーを無駄に失ったことになり、つまりその分だけ（d_0-d）落差が落差としての意味を失うという事態である（図Ⅲ-11）（ここでのエネルギーの「食われ分」というのは、第1公式の時のエネルギーの「強制アップ分」というのに相当する）。これの一つの極限として、図Ⅲ-12の如き場合が起り得るが、ここで落差dが実質上消失する。ということは現実には一体どういうことになるのであろうか？　それはサルトルの言う無néant、即ち〝不在を仮りに現じている〟という構造の消失を意味する。言いかえればその点だけでいえば、知覚と同じ構造になってしまうということである。主体は表象像に対し、知覚対象物のような、平等につりあった（a＝bであるかの如き）関係、態度をとることになり、外在物に対するかのような態度をとることになる（即ち図Ⅲ-12の斜線は実質上a＝bとなっていることを示す）。

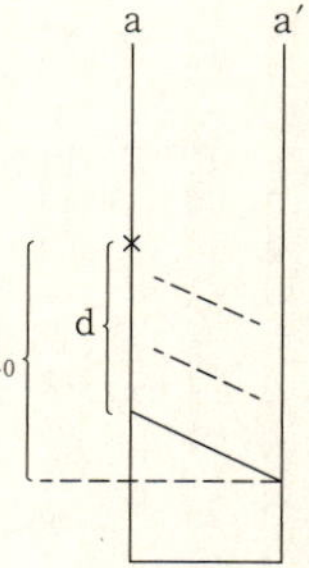

図Ⅲ-11

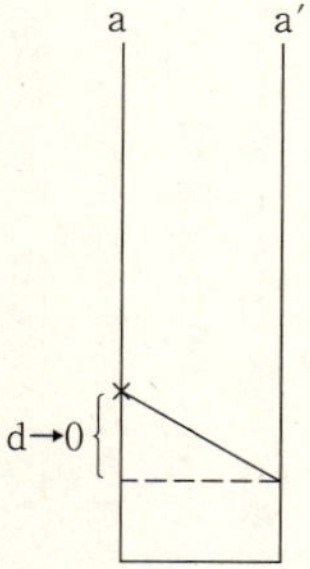

図Ⅲ-12

この理論的帰結を、「表象の擬知覚化(9)」と呼ぶことにする。これについては、次の如き注意点がある。

(1)「ともすれば」性（これは前述「知覚の離人症化」における、「つきまとい」性との対比において名づけた。）表象におけるaとa'との大小関係（従って落差のあり様）の詳細はもちろんはっきりしないが、少なくともかなりの多様性があり、dの大きい表象や小さい表象があり得るものと考えられる。そうすると一定率の仮説障害があったとしても、表象に出現する

「結果」は一定にはならない。たとえば十分に大きいdをもつ表象は、一部それを障害のためにくわれても、なお余裕をもち、表象としての構造そのものはまだ失わないであろうし、また障害にぶつかってからaエネルギーをあげてもよい、ということにもなる。しかし少なくとも慣習的な表象レベルというものがあったであろうから、たえず一定率のつまずきは生じている。なかでも、もともとdの小さい、換言すれば「意識」度のもともと低い、半自動的な表象の方が（コンプレックスに負荷された表象なども当然これに該当する）、この障害にもろにひっかかって擬知覚化しやすいということになるであろう。こうした表象機能の活動は、もともとたえず流動的でそのつどのものであるためもあって、結果としての擬知覚化も、そのつどそのつどにあらわれる一過性の現象という形をとるであろう（離人症化のように恒常的な形をとらないであろう）。しかしながら、意識全体が、擬知覚化、即ち幻覚化しやすい方向へずれているということは言い得るのであって、その意味では病態は潜在的に常在はするのであり、その中から症状の顕在化が、「ともすれば」出現してくるということになるであろう。（第2公式のこの面だけでいえば、これは臨床症状としての分裂病型幻覚――おもに幻聴――のあり方を説明了解させるものになる。なお後に再論。）

(2)この構造の逆説性　擬知覚化した表象、というものを、単に「なまなましくなった表象」という風に単純化してとるのはあやまりである（むしろ健康人の思う意味でのなまなましさはなくなる面があるのだから）。なまなましい表象は分裂病にももちろん生じてもよいことだが、これだけならば正常一般の意識にも生じ得るのと同種のことにすぎない（これは単に表象内容の質／量的亢進というのみのことである）。擬知覚化の逆説的な所以《ゆえん》は、表象像の表象的なる部分、知覚に比べればはるかに不明瞭なそのあいまいさはむしろもとのままであるのに、力関係のみが知覚的だということである。このような構造は正常体験範囲にはあり得ないものである。表象像がかなりに明瞭なのでそれが知覚体験に接近するということなら何等ふしぎではない。（サルトルの指摘する通り、表象はあくまで知覚とは別種の意識なので、かんたんに融合、移行などはしないが、大ざっぱな意味で。）私はその類のことは「表象の類知覚化[10]」と名づけて別に扱っている。分裂病型の幻覚で（たとえば言語的表象が幻覚化すればあの特有の言語型幻聴になると考えられるが）もっとも不思議とされるのは、病者がそれを知覚とみなす妄想的確信度が、言語内容の明瞭さとむしろ全然比例しないことである。（病者はしばしば、何ときこえたのか！　と問われて、それを明瞭に再現できない。）幻聴に左右され、のみこまれている状況のひどさという点でいえば、むしろ明瞭度と逆比例的ではないか、とさえ思われる位である。言い換えればこの幻聴の体験は、ラジオを聞いている時のような正常聴覚体験とは全然類比できないものである。（後に述べるが、夢や、せん妄、即ちいわゆる意識障害時にみられる幻覚化傾向とも、全く筋を異にする。）こうした分裂病型幻聴の特性は、（前項「ともすれば」性も含めて）ここに特定した理論的構造の理解の上でのみ、無理なく理解することができる。

さらに考えてみると、先述の「知覚の離人症化」においては、知覚の内容的（図式的）明瞭さはそのまま保存されているのに、力関係は$a > a'$になっているという構造がみられた。これは真の「無」の落差を伴ってはいないから、体験的に表象にはならないものの、この点だけをみれば本来表象のもつ性格（力関係）なのである。この意味で離人症とは、知覚が一部表象の性格をおびたもの、即ちこれは「知覚の擬表象化」であると言うことも不可能ではない。（離人症者が対象を知覚していながら、「その実感がない」と表現するのは、「表象像でもあるかみたいに……」と補足することが可能である。）これを「表象の擬知覚化」と比べてみると、両者はそれぞれ真の知覚、真の表象の属性の一部を失い、それを取り換え《クロス・オーバー》ているのだ、ということが言える。（前者は本来知覚なのにバランス関係において$a > b$である。後者は本来表象なのにバランス関係において$a = b$である。知覚と表象の特性対比とバランス関係は本来平行したものなのに、ここでは交叉、交換されている。）

(3)「妄想知覚」へのつながり　次に、表象は独立に機能する場合ばかりでなく、対象知覚と協同して意味表象として機能する。この場合の考察がまた、分裂病理解に関連してとてつもなく重要である。それは従来から極めて分裂病的とみなされている妄想知覚の現象への、理論的解を提供するからである。

推論そのものはもはや簡単である。図Ⅲ-13にそれを示した。これは知覚への意味づけの図Ⅲ-4に、知覚の離人症化、意味表象の擬知覚化を重ねたものである。このうちの意味表象部分は、擬知覚化して、知覚的な体験様式となる。これは主体がそのつどに行う意味づけが、主体自身の表象空間においてなされるのではなく、外界知覚から押しつけられるという形で体験されるという形になることを意味する。

正常人の場合でも意味づけは対象知覚を根拠としているには違いない。（経験にもとづき、知識にもとづき、当人にとってもっとも蓋然度《プロバビリティー》が高いと思われる意味づけがなされる。）それはずいぶんと強引に固執されることもあり得るが、それは所詮蓋然度の問題で、自分の判断が絶対正しいのではないかも知れないという留保は、原則的には保たれているのである。それは「無」の性格が意味表象の構造自体に含まれているからである。分裂病型妄想知覚の場合、病者が主張することは、実はこの項のさきほどの説明文で“意味を押しつけられる”と述べたのとほとんどそのままである。「……そうとしか思えない。——何故ならば——相手の表情、そぶりがすべてそれを仄めかしている。……私が思いたくてそう思っているのではない。そう思わされるのである。（この思わされるの意味は）あまりにありありと、その意味を示現するものが知覚の中、つまり外界側にあるからである……」〝仄めかす〟というところに注意してほしい。そぶりなどというものは、常識的にはあてにならない、はっきりしないもので、病者の主張する「必然性」とは全然そぐわない。病者自身そこをつかれれば困惑する。そぶりのどこがどうだからそうなのだと明細化などできないのである。それは当然のことで、それはもともと表象的直観のあいまいさの域を出るはずもないのである。

ここに逆説性がある。病者はあいまいさ「にもかかわらず」確信の態度をとる。だが、この「にもかかわらず」は実はそれが当然なのである。表象の擬知覚化という機構は、そういう逆説の形でしか成立しないのである。

妄想知覚においてはいま一つの構造上の問題点がある。即ち「知覚」部分はどうなるのか？　仮説障害がこの時同時に知覚領域をも侵しているとすれば、この部分は離人症化されなければならない（図Ⅲ-13）。しかしこの離人症は、主体にとっては、その「疎隔感」については直接には体験されないことになる。何故なら、剝離《はくり》した知覚層の代りをなすが如くに、意味の「擬知覚」の層があって、これがいわば離人症空間の内貼《ば》りをなすからで

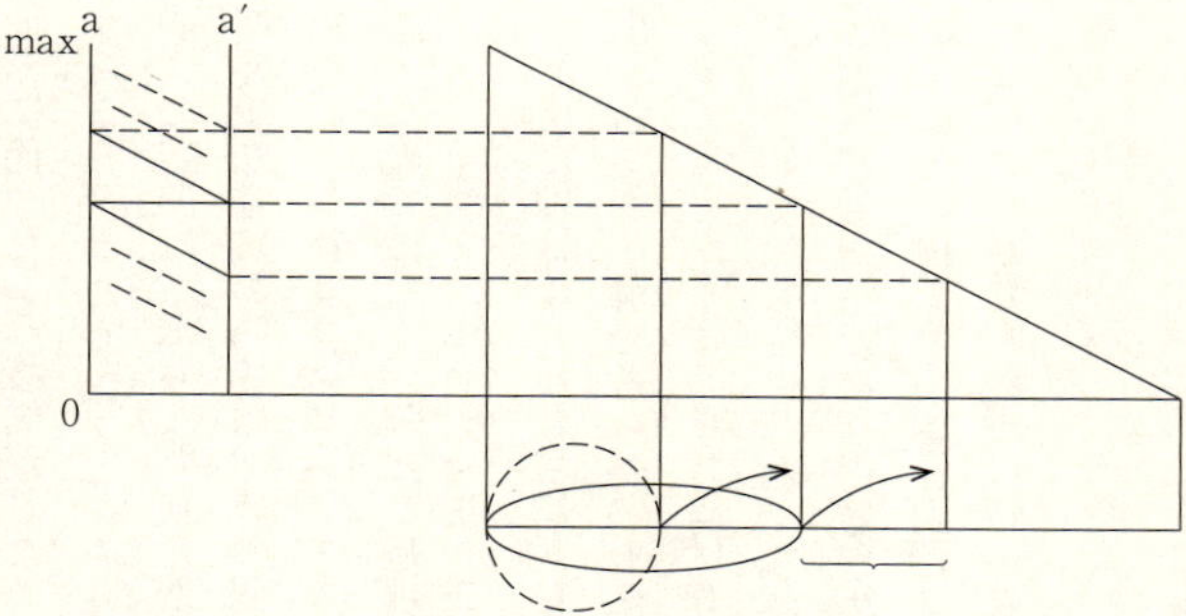

図Ⅲ-13　（妄想知覚）

ある。（a空間の端《はし》はもはや空虚ではない。）即ち「離人症」は潜在的である。しかしこのかくれた構造は、妄想知覚の臨床において、しばしばその実在を推測させるものである。いわゆる妄想気分の初期において、よく外界がその知覚的相貌を変じ、妙によそよそしくなり、日常的に安心できていたはずの親近感を失う。それに付せられていたごくふつうの意味づけ枠組みが、何かばらばらになり、まとまりにくくなっていて、病者自身それをいぶかしむ。（この様相をマトゥセック(21)は「自然な知覚連関の弛緩」と、内沼(22)は「知覚の無規定化」と呼んだ。）この状態に踵《きびす》を接するようにして、ぴんぴんと意味を向うから伝えてくるような、はりつめた、その点では妙に充実した異様な空間変状が現出してくる。この時期、まだ意味は特定の形をとって結晶してきていない。しかし或る病者が、「……あたりは水中の世界に代ったような気がした。そして遠くの人からも、直接的に「何か」が交感し、共振するようだった……」といみじくも表現したように、「何かの意味」に充電されたこの過飽和の空間は、たちまち何らか個別の意味着想によって、具体的に色塗られてゆく。急性期妄想知覚においては、その個別の内容はその場その場で出没、断続し、一定の傾向をもたない。これはコンプレックス等の心因的事情が（重なることはあるにしても）一次的な原因なのではなく、強烈な病理構造の方が、優越支配している様相を明瞭に示している。ただし「すべてが自分へ向けてなされている……」と感ずる、いわゆる「自己関係づけ」の性格だけはほとんど常に存在し、目立つものである。これは状況知覚の本来の性格の露出としても了解できるが、大体『パターン』逆転の全状況においては、「自」はこのような形で世界から指さされなければならない（方向逆転）ということは何らふしぎではない。かくの如くにして生じた、〝知覚部分Fは裂隙をへだてて離人症化され、そのあとには着想の擬知覚化したにせのBが生ずる〟という体験構造を、ここで《AB》-Fと記号化しておくことにする。（二重括弧はそれが擬空間であることを示す。この場合特にB側の。それは-Fがついているからわかる。）これは分裂病体験空間の基本公式第2としてきわめて重要なものである。

7　「意味」の序列——妄想知覚（続）

ここまで一口に意味といってきたが、第Ⅱ部でもふれたように「意味」にもいろいろな層があり、それは論理的図式列をなして体験線上に含まれる。くり返せば、一番「量」的な意味はまず個々の対象の名前、辞典的概念、などであり、生まな体験全体の中から、質的な部分を捨てうる限り捨て去ったぎりぎりの形骸、抽象である。私はこれをわかりやすさのため、「物体意味」と呼んだ。これはほとんどF端に位置する（図Ⅲ-14）。

次にその個々の対象が、周辺諸事情の構造の網の中で位置づけられる、そのシステムの中での関係的意味把握があり、私はこれを「枠組意味」と呼んだ。たとえば眼前の机が、〝三年前に購入したなじみのもので、値段的には中位の品物であり、一部に傷があるがこれはいつだかナイフを滑らせてつけたもので不思議ではない〟とかいうような一組みの把握である。これは個々の量的抽象より、もう少しは個人的、質的要素が残っている（逆に言えば、そこからさらに純「量」がしぼり出される余地がある）という点で図式的に上手《かみて》にある。

第三の意味はその対象の、「今、ここで」の状況に応じてみてとられる意味であって、たとえば同じ今の机でも、たった今の状況に応じて〝通るのに邪魔だ〟とか〝天井を掃除する踏み台になる〟などと意味づけられるのがそれである。私はこれを「状況意味」と名づけた。質性は一そう高く、図式列としてはさらに上手《かみて》になる。

さらに第四の意味層をつけ加えるとすれば、その対象の「体験象徴」的意味がある。たとえば今の机には、そこで仕事した多くの思い出がしみついていて、使いやすさとも相まって、私にとってこの机は他の机とは代えられない、愛着をおぼえている。……そうした意味は言うまでもなくきわめて質的であり、体験線上もっとも上手《かみて》に位置づけられねばならない。

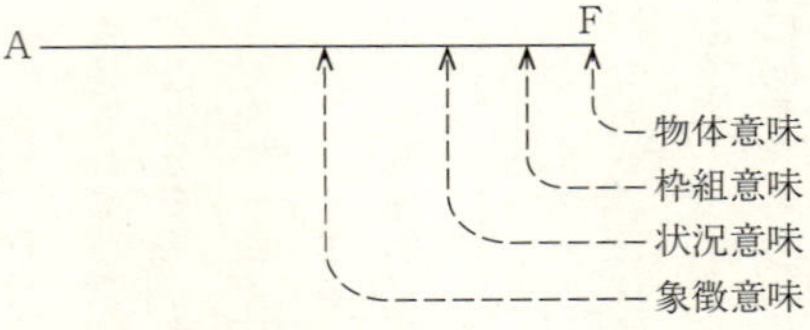

図Ⅲ-14

こういう風に一応大別すると、妄想知覚の臨床で出現し、問題となるのは、ほとんど第三、あるいは第四のものであることがわかる。(第四のものは、マトゥセックが急性妄想において突出するとした本質属性 Wesenseigenschaften というのに相当する。急性妄想気分の状態では、しばしば異様な質性の強調が体験の前面にあらわれる。何でもない物体が「……凄いほど美しい。」あるいは「……凄く不気味である」等々。これらは一定せず、めまぐるしく転変しつつ妄想意味づけを彩る。）

ところで第一と第二の意味層はどうなったのであろうか？　仮説障害がまだ弱い時でも、この第一、第二はd部分がきわめて少いから容易に擬知覚化されるはずである。しかしこれらはもともと「量」的で知覚にきわめて近かったのであるから、あらためて擬知覚化したところで、体験上ではそれほど変りばえしないであろう。（病的幾何学主義などに結びつく可能性はあるが、妄想としての意義を生じない。）

仮説障害がかなり進行した時、初めて状況意味が擬知覚化されるであろう。そしてこれがもっとも、妄想としての形姿をとりやすいであろう。それはその「内容」によるのではない。非専門家の方《かた》にはあるいは意外かもしれないが、妄想知覚の内容は一般にそれほど荒唐無稽なものではない。「ここに新聞が捨てられているのは私に何かを知らせるためである」（その何かという内容はむしろわからないので余計いらだたしく不安になる。）このようにありありと意味知覚する場合、常識的には無視してよい些事が自分に関係づけられるので（「自己関係づけ」）、その点異様に感じられるかも知れないが、本来すべての知覚は一たん自分に関係づけられるのであって、その構造は知覚の中にもともとひそんでいたものである。妄想知覚の妄想たる所以は、その意味づけが自分の判断するものでなく、みてとれるもの、外からそう判断させられるもの、と関係転換するところにあって（またそれ故にこそ常識を逸脱した固着、蜘蛛の巣にかかった蝶のようなひっかかり方が生ずるのであって）、決して内容によるのではない。内容を言葉面《づら》できいただけでは、そこに論理的可能性ある限り、それが妄想であるなどと即断できる場合はほとんどないであろう。精神科医は、今述べたような全体的からまりを（理論的にではなくても）経験的には知っていて、その全体の了解から、初めて（そして慎重に）それを病的妄想と診断するのである。

第四の体験象徴意味が擬知覚化して顕現するのは、通常急性の極期、つまり病勢のもっとも激しい時である。このことも理論的理解に一致する。そしてこれが異様なのは、それが外界に位置されて知覚的に体験に強要してくる激しさにあり、ここでも内容によるのではない。また内容と言ってももともとかなり純粋に「質」なので、状況意味における程現実との齟齬《そご》を生ずるわけではない。急性期を過ぎれば通常この面は消褪する。そしてむしろ（急性期にも混在していたはずの）離人症的、量化的感覚が、妄想傾向の「地」として認められるようになるだろう。（たとえば、時々妄想的なことを言い出す病者が、ふだんは「頭が雲をかぶっているようだ」「……時間がたつという実感もない」等と訴える。）

いずれにしても病者にとって、妄想知覚はかつて体験したことのない新奇な事態である。

一方でその異様さが病者を不安に打ちふるわせるのだが、他方外界が擬知覚化した意味に一面に彩《いろど》られる迫力は、すさまじいものである。或る病者はいみじくも「……これが経験というものです！　今までのは経験といえるようなものではなかった……」と言った。表象のおどろおどろしさが知覚層を覆う一方、真の現実知覚の方は離人症化し色あせて背景に退いている。これが相まって病者の病識を失わせている。ただ病者が病識を示し得ないのは、彼が体験に忠実だからこそである。彼は、「私はたしかに知覚している」と主張しているのだ。彼は理性的には常識の立場に立ってみることもできさえする。「たしかに皆さんからみれば変でしょう。それはわかります。しかし……」（別な事情による病識欠如の型はまた後にみるだろう。）

しかしさらに内面に入って彼の体験する世界はどんな運動をしているのかをかいまみてみよう。知覚像と同様表象像は外へと流れ、知覚端まで逸走する。これは第1公式 Af-F と基本的には同じ方向である。これは見様によっては、病者の思うこと（表象）が、直ちに外界に実現する（擬知覚化して体験される）、ということになるので、病者自身はこれに一種の快感を感ずることもあり得、超能力とさえ思うことがあり得る。擬知覚層はいわば魔法の鏡で、病者の思うことを反射する。病者はその魔宮に閉じこめられた囚われ人である。しかも囚われていること自体は体験に浮かび得ない。「無」の自由の失われた構造からして、コンラート言うところの「乗りこえ」Überstieg(23)も出来ず、脱出するようすがもない。

しかも……しかもすべては断片的である。そしてきりがない(結着がつかない)。それは病者が妄想を信じこんで現実活動すればたちまち頭をどこかにぶち当てるだろうという意味ばかりではない。擬知覚化運動自体がたえ間なく崩れて行く砂の地盤の上に在る。足踏み車を廻しつづけるハツカネズミ、蟻地獄の穴の中におちた蟻……彼のみわたしている空《そら》は、無意識を含む彼の心全体を投影した暗闇の空で、ちらちらと仄めかされる何かのさらに外に、誰かが何もかも知っているように思われ、しかも誰もそれを教えてはくれない(その誰か、とは彼自身なのだが)。そのはてしない、いやらしい循環《あがき》の中に彼は居る。――彼自身も本能的にそれを感じている。この機微を通じてこそ、病者は医師に頼ることができ、医師は病者を助けることができる(妄想知覚一般に関しては特に文献(9)参照)。

8　第3公式E-eB——させられ体験、擬遊戯性

これから行う第3、第4の公式化は、B端の変状として推論した第1Af-F、第2《AB》-Fの議論を、それぞれ反対極のA端に適用することによって得られる。

第1、第2の推理は、要するに正常では一体であるところの体験距離評価システムにずれが起るということで、そのずれがB端で処理される場合を考えたのであった。復習すると1では同じであるべきaとa'にずれが起き、2では違ってあるべきaとa'とがバランスしたかの如き矛盾が生ずる。ただしいずれの場合も対象の像《イメージ》が、外へ外へ外へと逸出するという方向は同一であって、その形でずれが生起している。

ところがこのずれは、A端で処理されることも可能であることが図Ⅲ-15からわかる。即ちeを前進させ、ものさしの端《はし》をたえずB端に合わせるようにすれば、A端の方でずれが起る。（本来の三角図では、小さくなった三角を外へずらして対象端どうしを合わせる、ということである。図ではあまりにごたごたするので略したが。）

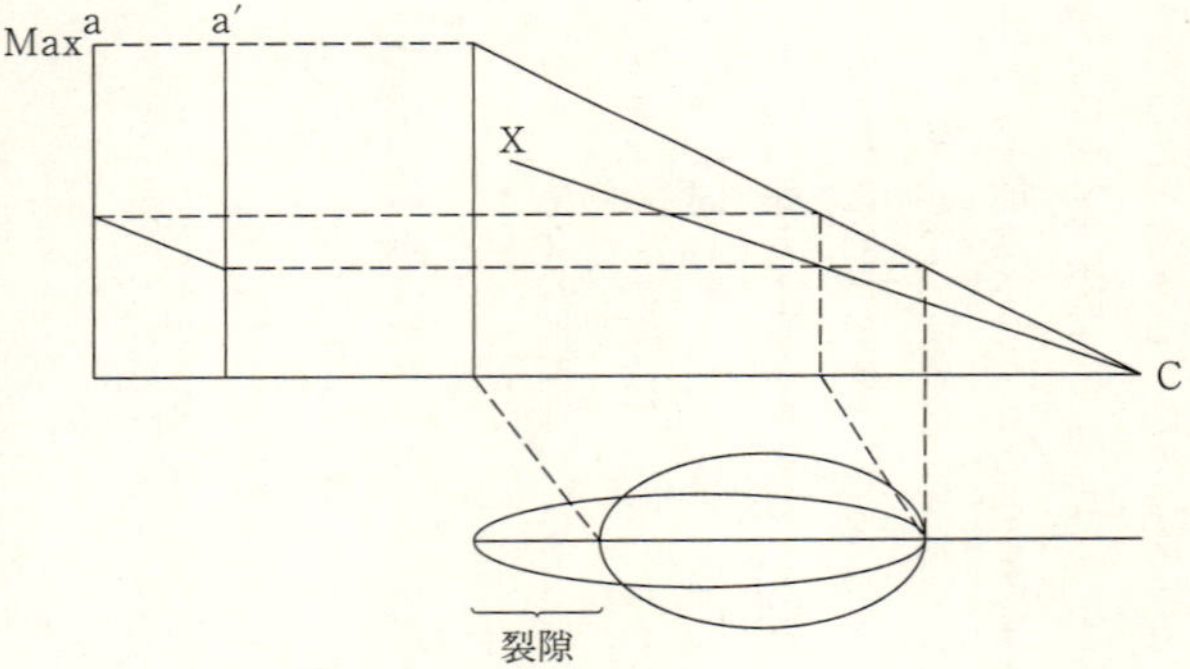

図Ⅲ-15

実際、あらためて考えてみても体験空間とは伸縮する一つの自閉空間であるが、それ自体に絶対的な位置というものはないし、AとBとの間にも相対的関係があるのみであるということがわかる。たとえばAに対してBを近づけたり遠のけたりすると言ってもよく、Bに対してAが近寄ったり身を離したりすると言ってもよい。ことに「表象空間」の場合、まさにそのどちらでもよいのである。(一般外界知覚の場合は、経験的に帰結、整理された外的世界の「図式」というものができているので、それに照らし合わせればどちらでもよいとは言えなくなるが、その場合ですら、その図式ができたのは結局簡便、合理性のためということに帰着し、そのどちらかに絶対的な「真」性があるからではない。自然科学図式どうしの間でも太陽系に関するプトレマイオスの図式とコペルニクスの図式との間には、簡便性に差があるだけである。）

だがA端にずれを生ずるとした場合、逸出するものは何か？　またその方向はどうなるか？　B端における対象像（対象図式F）に相当するものとして、本来A端にあったのは自我像、あるいは「自我図式」Eでなければならない。この場合、意識のふつうの姿では、自我図式自体が対象化され得る位置にはなっていないが、機能的には働いている。では逸出する方向は？　基準線の矢印に照らしてみればそれはeの背後へ、である。そしてこれは単に空間の内外だけの問題ではない。図式列の上手《かみて》、経験の源泉のそのまた源《みなもと》へという方向に、これは逸出する。しかもそこが住み慣れた（統御し得る）主体の実感空間の外であることには変りはない。

第1公式Af-Fの説明の際、大地を踏む脚（の短縮）というたとえを用いた。今回は壁を押しつつある腕、というたとえを用いよう。この場合も腕が突然短縮し、主体はそれを知らないとする（もちろん視覚その他、他の感覚器官による修正もないものとする）。この場合、「脚」タイプと同じ現象が起きてもよいが、もっと起り易いのは、手は壁を離れず、体ごと壁へ向かってのめるということであろう。前にのめった結果、短縮分だけの裂隙は主体の背後に残される。これと同じ工合で、自我図式はeの背後に残されるのである。それ故私は、この第3公式を「置き去り効果」(4)とよんだことがある。

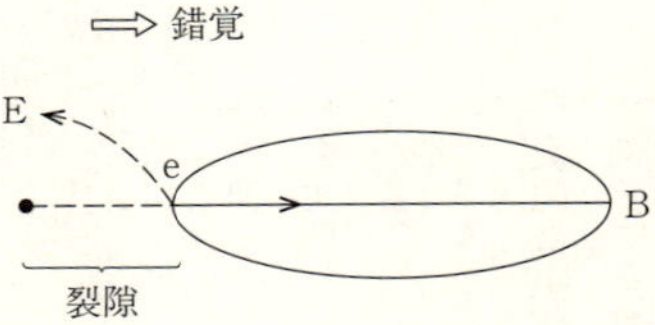

図Ⅲ-16

この逆説性は（対象極におけるその相当物以上に）ひどいものである。体験空間は本来、eがEを経由して……という矢印で機能していたのである。（それは実は今も――仮説障害のある今も、本当は変りはない。）しかるに体験錯覚としては、e（これは常に体験の出発点である筈）の背後に、上手《かみて》に、裂隙をおいて他化したEがあり、そこからすべてが流れこんでくるかのような位置関係になっている。この構造が第3公式E-eBである（B端はこの際異常がないものと想定している）（図Ⅲ-16）。

これこそは分裂病症状において最も奇怪で、ひとを恐れさせる「自我障害」、ことに「させられ」体験の諸相を規定する公式である。

たとえば病者は、一見普通に行動していながら、それは何ものかに操られているのだという。しゃべっていながら、「これはしゃべらされているのだ」と言う。（これは正常人にもみられる衝動行為――それは動機の強烈さや抑制力の不足で説明され得るものだが――のレベルの問題ではない。もちろん分裂病者も、その種正常範囲の衝動行為をすることはあろう。ただ実際にはそれにすら、本質的に素姓を異にするこの「させられ」の構造が関与していることが多い。）ところで彼は「させられているのだ」と言うのだが、それでもやっぱり——本当は——彼が行為しているには違いないのである。しかも彼の意識に反映する限りでは、「させられている」が成立する。本来絶対的に矛盾するものが、平然と同居している。——いや、理論的には同居せざるを得ないというのがこの体験空間である。

この「二重性」は、正常人においては自明に存在する主体性、自由、それに伴う責任……といった問題を底から掘り崩し、見事な位めちゃくちゃにしてしまう構造である。さきほどの例における一般会話の「させられ」の際、問診者が最も当惑させられるのは、病者がいつしゃべらされており、いつ、自由を以てしゃべっているのか、さっぱり見当がつかないことである。病者は質問されれば「しゃべらされているのです」と言う。（あるいは「しゃべっているのは私ではありません。○○君（自分の名前）です」などとひとごとのように言う。）それはあたかも、病者が勝手に、都合次第で使いわけているかのようにさえ見える。彼は不まじめなのか？　以前にもふれた「韜晦《とうかい》説」が出てくる所以である。

病者はたしかに使いわけることもあるだろう（正常人だってしょっちゅう使いわけているではないか）。しかしそれは事の本質ではなく、第一原因ではない。第3公式に自分の身を置いて考えてみよ。一体これは何か？　自分の自由と責任とがたえず——自分にもわからないしかたで裏がえされ、空洞化させられるこの意識構造では、まじめとかふまじめとかがてんから成り立つ状況ではないのである。病者が外見上ふざけた態度と見えることはよくある。(特に破瓜病型において目立つことがある。古くは「破瓜病」の命名者ヘッカー(24)において既に Albernheit の記述がみられる。)

これはもっとも重篤な救い難い人格変化のしるしとして扱われるのが常であった。しかし彼らは実を言えば、ふまじめですらあり得ないようにされているのである。彼に「ふざけ」の喜びはない。(ふざけたとしても、それが絶えず「させられて」いるのでは一体楽しいか?) 私はそれを「擬遊戯(演技)性」と名づけた。これは「人格」の変質ではない。もっと直接的に病気の及ぼす意識構造変化の影響として直接的に了解し得るものである。そうし得る以上はできる限りそう理解すべきものである。病的構造が復旧しさえすればそれはかんたんにもとへもどる。不可逆を含意する「人格変化」などというそらおそろしい概念はまだまだずっと先のこととしてとっておいてよいのである。

ところで他者の了解とは、そもそも原投影によって他者の自我を了解することであった。そうやって意識に入る他者の自我図式(他我図式)をE'と記号化することにする。そうすると正常では、E'はほとんどEと同じ位置を占めて(厳密にはEのやや下手《しもて》、そしてもちろんeの下手《しもて》)、Eと同格の形でたえず活用されている。それが病的事態では、やはりeの背方へ逸出する。

こうなるとeの背後の自我外空間には、EとE′（複数でもよい）がごちゃごちゃと混在して、しかも自分のEですら「他」化しているので他我のようでもあり、両者の力動的区別はあまりはっきりつかなくなる。言いかえれば主体は、その上手《かみて》の方に在る（ように感じられる）「一般他我」なる漠然たる存在に頭から包みこまれているような工合になるのである。

病者はよく他者が「自分をのっとる」、他者に「吸いこまれてしまう」というような表現をし、さらに「つりこまれて同じような動きをしてしまう」というような段階を経て、さながらその他者になりきったような態度、行動をとることがみられる。（「私、〇子（他人の名前）です……」）ことに最後のような場合、一見して（軽くみた場合は）「演技」、重くみた場合は「憑依現象」のような観を呈する。

しかしこれは心因性に発現するいわゆる憑依とは全く異なる。おおむね一過性であり、眼前にいる他人の姿に直接刺戟されて出現することが多い。だからそのつどの断片的現象であって、E′の内容はその度に変る。意識のあり方も全く異なるであろう。（心因性憑依の場合のようにその最中没入していたり、あとで健忘を残すような意識状態とは違う。）背後にはさせられ体験と同種の構造が横たわる。私はこれを「擬憑依」[12]と呼んだ。ただこの現象を一そう詳しく理解するためには、次の公式を導かなければならない。

9　第4公式 E-《AB》——擬憑依

第2公式《AB》-F に対応するA側の現象としてE-《AB》という公式をつくることができる。これは「自我図式の擬自極化[12]」とも呼ぶべきものである。（これが前述「擬憑依」の理論的表現である。）

対象意味の図式にいろいろな層（序列）があったのと同様に、自我図式にも、こまかく見れば層がある。まず一番の上手《かみて》の極にあって、正常状態ではeと一致しているのが「極自我図式」と呼べる。（念のため言うがこれは図式としての極自我であって、E polとでも記号化すべきものである。第3公式で先ず背方に逸走するのはこれである。そのつどの生きた体験の基点、即ち現に機能している現象学的自極eと区別されるべきものである。正常な事態ではもちろんeとE polは一致している。）

普通に言うその人の性格、つまり精神諸機能の個人特性の束《たば》……とも見得るレベルの自我図式群を一括して「アイデンティティー自我（図式）」と呼んでおこう。これはeからはすこしく下流にある。（eから見れば『パターン』Bとして対象化もなし得る位置にある。即ち内省した時ふつう出てくる自我のイメージとはこのレベルのものである。）この内部はかなり複雑な構造を含むし、まとまり方としても一種とは限らない。（極端な場合、いわゆる交代人格ともなるような、二、三の単位的まとまりを潜在させている。）しかし先き程も言ったように一応一括してそう呼んでおく。さらに下手《しもて》にはその状況状況で（状況次第で）主体が意識的に、あるいは時にほとんど無意識的にとっているような「役割自我（図式）」というのがある。これなど、まさに主体は使いわけているのである。

また「体験象徴的自我（図式）」というのも考えることができるが（自分を狼に擬したり風にたとえたりする類）、この図式位置は場合によって異なると思われ、一定しない。アイデンティティー位置に準ずる場合も、役割の位置に準ずる場合もあるだろう。

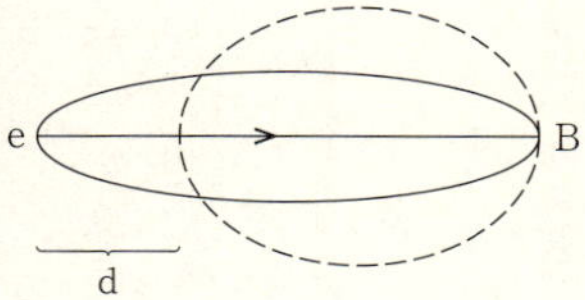

図Ⅲ-17

こうした、やや下流のE図式群については、主体は想像裡にそこまで進出して（eが想像的にそこへ一体化して――原投影――）機能していることが多い。これは対象を仮りに近づける形の表象と相称的な形になるが、やはり表象の一種である。無の距離dは進出したeの頭の方に生じている（図Ⅲ-17）。

問題は仮説障害ある場合の、これら自我図式群のずれである。第

2公式において表象がB方向へずれてゆき擬知覚化してdが失われたが如く、ここでは自我図式がA方向へ移動する。それがeとの間にもっていたところの落差（対象表象の場合のdに相当する）は次第にくわれてゆき、遂に落差消失、eに一致と錯覚される一点に至る。――さらにそこを過ぎればeの背方へ、と逸出するに至る。それも起りやすさからいえばまずアイデンティティー自我が、ついで役割自我がという順序になろう。前者は一見それほど目立たないだろう。しかしdが失われ、ここなりにa＝bになってしまう、ということは、人格の中に多少とも存在していた内省、自覚可能な構造、そこから生じていた余裕、ゆらぎ、ためらい……といった人間的情趣の存在余地が全くなくなるということを意味する。その結果何か自己完結的で情趣のない、機械人間のような味気なさの印象を与えることにもなるし、その転換、飛躍のできなさに、病気の刻印がみてとれることにもなろう。ましてや極自我Eの背方化は理くつから言って必ず伴っているから、まだ背後に「人格」像は結ばないのだが「させられ」化の様相が隠見することになる。これはいわば自分（の図式）が自分に擬憑依するという形であって、「自→自擬憑依」とも呼び得るタイプである。

　役割自我がeとの間の落差を失えば、状態はさらに病的となる。同一化する像がすでに役割という形で他者的である。先き程の例のように、その場その場の現実的外圧に応じての他者の了解像E′が擬憑依化されれば、断片的に出没する「他→自擬憑依」の形になる。さらに「他→他擬憑依」と呼び得るような形のものも、理論上も実際上も存在し得る。というのは、或る他者像E′が、さらに他の他者像E″を通じて了解されているような場合に他者像どうしの間で擬自極化が生じ得るからである。いわゆる人物誤認妄想の一部、特にフレゴリ型（同一の悪漢が、いろんな知人に変装してあらわれてくるという形のもの）などはそういう形をとっている。

ついでながらフレゴリ型とよく対照されるものにカプグラ型妄想（身近な家族、たとえば母を「本当の母でない（にせもの）」と言い、——家族否認——本当の母は別にいると妄想するようなタイプ）がある。これは心因的事情の負荷がかなりのウェイトを占めるが、分裂病圏にみられる場合は、Af-Fを通じての現実知覚の弱まり（離人症化）と、⦅AB⦆-Fを通じての妄想形成（願望表象の擬知覚化）との合作として、即ち第1、第2公式の応用として説明し得る。[7] 実際広義のカプグラ型妄想は分裂病者に珍しいものでなく、——現実世界をすべて仮現のもの（「ワラ世界」）とし、他方あこがれを托した第二宇宙（「オ土地」）を妄想的に維持した渡辺の印象的な症例[25][26]は、その最も壮大な一例である。この辺の問題については、以前の論文[7]で詳しく論じた。

もっと一般的に言うと、すでにいろいろな形で出てきたのだが、「二重化」（本来矛盾する筈のものの並立）という印象は、分裂病者には実にひろくみられる、普遍的な特徴である。しかしその根源はｆとＦ、ｅとＥの逆説的二重化にある、と私の理論では把握しているわけである。（正常『パターン』の枠を既に破る以上、これがさらに進んで「多重化」するとしても歯止めはない。）

10　その他の分裂病症状

分裂病の症状はいまさら言うまでもないが大へんな広がりと深みをもっている。記述的見地からは私自身もまとめたことがあるが[27]、誰が書いても書ききれるものではなかろう。基幹の公式は一応述べ終ったので、本書では補足として、いくつかの項目についてかんたんに註釈しておく。

(1)　幻　聴

幻聴も容易に公式にのる症状なのであるが、第2～第4の公式にまたがる点で最初からは述べにくく、この時点でまとめて述べたい。

かんたんに言うと、分裂病における幻聴は、言語表象の「他」化である点に最大の特徴があるが、その「他」化は二方向において生じ得る。即ちその表象性が逆説的な知覚性を帯びるのは第2公式で説明できるし、その言葉内容の発信者が「自分」性を失って「他我」発とされるのは第3〜第4公式で説明できる。

前者のみが目立つ形としては、「考想化声」（「自分の考えだがそれが声になってひびく」）のタイプがあり、後者のみが目立つ形としては、声の感覚性がきわめてうすく（単なる観念生起のようにしかみえず）しかも他者から吹きこまれたのだとする感じは極めてつよい、いわゆる「思考吹入」に近いタイプがある。両面は合併してもよく（むしろその方が多い）、その合併の程度にもあらゆる移行を示す。

〝声〟の感覚性は本当の感覚性でなく、第2公式で詳論したような表象の擬知覚化であって、きわめて逆説的なものである。即ちてんかん発作などであり得るような、実際の聴覚に準じたようなものでないのはもちろん、夢やせん妄（意識障害）時に体験されるような感覚とも異なる。（夢タイプの意識型、体験型については後にまとめる。）

一口に言うと、一般表象程度の感覚性でありながら、その侵入、支配性、外在性が異常につよいというタイプの特異な体験型なのである。出どころの他者性というのも、ただ外からくるというだけでないところに特に注意。E→eという逆説的論理的先行（させられ性）、あるいは少なくとも擬憑依の性格を帯びる故の迫力である。言葉内容も或る時は、言語形式すら乏しい意味直撃、或る時は暗示的に仄めかされるいらだたしさ、或る時は滅裂的意味不明などいろいろな様相を示すが、妄想知覚（既に詳論した）、ないし次述の思考障害の特徴が重なる（すべて理論的に同方向のものであるから、重なるとしてもふしぎはないのである）と考えれば、いずれも理解可能である。

ただ、さらに具体的な〝声〟の内容の特徴（これも多岐にわたるが、当人への嘲弄、批評などがわりあい多いこと）に対しては、なお余分の説明、了解仮説が必要かと思われる。私としては背後のE（即ち背後の目）をたえず感じざるを得ないようなこの状況において、この種の観念が生じやすくなる、という少なくとも一つの可能性を考えている。コンプレックスなど心因的な理解の仕方もできるだろうがそれとも矛盾はしないだろう。（ラカンの仮説――たとえば本叢書の2巻「シニフィアンの病い」[28]、また文献Ⅱの（18）参照――もこの種の要請に（少なくとも）こたえようとしているものであるが、これには疑問点が多い。大体分裂病の構造特性の把握については精神分析学派一般と同じく、そもそもその概念が無い。――たとえば声が外から来る、ということを正常者の外からの体験と同じレベルでしか扱っていない。ただ記述的レベルとはいえ分裂病特性をかなり顧慮している点では、他の論者よりはずっとましである。ラカンの分裂病論への私の試論については文献Ⅱの（26）参照）

私が今までに幻聴をテーマとした論稿についてはたとえば文献（12）を参照されたい。

(2) 思考障害

思考障害一般についても、公式は、分裂病領域におけるひろがりによく対応したものを示し得る。ただここでは『パターン』A、Bの内容カテゴリーが今までの議論と代えて、全体／部分、統一／差別……など、形式論理、推理に関連したものを用いることになる。またこれに相当するファントム空間もこれまでの概念を拡張し、狭義の空間とはもはや関係のない、抽象的論理空間を構想しなくてはならない。

これについては主に文献（13）を参照されたいが、かんたんに言うと今までの議論での「強度」に相当するのは「全体」の分化度（どれだけ細かい部分を全体として統一把握できるか）になるといえる。いずれにせよ、思考は正常『パターン』法則に従わない限り、逸脱してどこへ行くか知れたものではないのである。

既にたてた「仮説」は、この新しい図上で全く同じように適用できる。統一を破ってはみ出した「部分」が思考路をリードしてしまうというところは全体的に言えるが、ここでも言葉のレベルで、言語の二つの次元に応ずる逸脱の起る点が興味深い。たとえば第2公式に相当するのは隠喩《メタファー》の擬物化であって、病者はもはや比喩を比喩として見ず、その言葉（S）自体がRであるかの如くふるまう。しかしここには一応対象へ一直線に向かう志向努力は保たれていて、即ち統合努力はある。しばしばはみ出してしまうものを統合したつもりになるので、擬統合という形になるが、その力も及ばなければ滅裂となる。この系統の病者は一般に物事を対象端で、意識的、〝合理的〟な対処で処理しようとするので、一般に一種のきまじめさ、かたさの印象を与える。（これは正常気質の一つの傾向にも連続するもので、私はF型と呼んでいる[13]。）

第4公式にあたる方の障害ではSの擬自極化が容易にかつ不定多重化した形で起るので、言語の形骸（音《おん》）を経由しての範列《パラディグム》的移転、換言すれば換喩《メトニミー》的横すべり（語呂合わせ的論理）が容易に起る。主体はこうした主体自身の変転、横への散開で物事に対処しようとするかにみえる。人格的には一般にF型よりは自然な印象を与え、感情もゆたかだが安定性においてあてにならぬ印象を与える。この場合の「病識の乏しさ」とは文字通り病的体験にふりまわされているためという印象で、随時変転し、F型にみるような固執性は少ない。（これも正常気質のもう一つの傾向、感情《フィーリング》を主にして物事に対処するタイプに連続し、私はこれをE型と呼んでいる[13]。もちろんE、F両型が並存し、つかいわけられても一向差しつかえはない。）

(3) 慢性様態の二類型

文献（5）は慢性様態を、即ち分裂病「仮説」は存在したまま、と仮定してそれに対する順応、適応、少なくとも急性症状なしに存在し得るあり方の可能性を理論的に追及したものである。可能性の種類そのものはかなりの数にのぼるが、もっともありそうな形として、小さくなったファントム空間の比較的無傷な部分だけを、限局的に用いるという形のものがある。これだと既述の「ずれ」は起さなくてすむので、本書でとりあげたような急性症状はなくてすむ。しかし別の形では、精神機能は大きく制限されざるを得ず、しかもこの際可能性が二つの型にわかれ（三角の弱い方の端を用いる場合と強い方の部分を用いる場合と）、それぞれが実際にみられる破瓜型、及びパラノイド型慢性様態の臨床型によく対応することを論じた。

（分裂病の領域では、共通な質をもちながら、しかも対極的に相反する面も示すといった様相、したがって一つの形容詞では決してその全貌をとらえられないというむつかしさが実に多いのであるが、本書の幾何学はその両端をとらえるのにもかなり有効である。）

11　分裂病の辺縁領域

(1)　意識障害

これは辺縁領域というより、全く独立した、あまりに大きな領域であるが、案外、つっこんだ精神病理学的検討が乏しい。私が辺縁？　という観点からかつて論じた[8]のは、従来分裂病型体験の特性と意識障害の特性とが、あまりに混同されていたからである。というより、この二つが表面上も本質上も全くちがうことは、臨床医なら気がついていないわけはないのであるが、いざ理論的に分裂病型の特徴をいおうとすると、――他のモデルが全く無いものだから――正常人にも何とか類推できそうな病的体験、たとえば夢などからの延長として理解しようとするしかなかった、ということであろう。「分裂病者は起きていて夢を見る人である」といった言い方がその典型的なものである。(現象学派系はそんなことではない事をみてとっていたが、適用すべきモデルがないのは同じなので、正常の認識の「地平」からはみ出すもの、という否定的な形――たとえば近くは「自明性の喪失」(ブランケンブルク)(29)――で立論するしかなかった。)

本書の「幾何学」では、分裂病の方がむしろ明白な形態で描写されていることは御覧いただいた通りである。意識障害の方を、むしろ新たに規定しなければならない。この点をまとめて論じたのは文献(8)である。

ここでは「意識障害」型意識の一般特性を、『パターン』A、Bの対立意義がむしろぼやけ、たえず流動的に相互交通してしまうような事態としてとらえる。その影響がもっとも端的に出るのは、表象空間においてであって、さきに(第Ⅲ部3章(4)項)論じたように正常意識下でこそ知覚と表象とには厳たる区別可能性(本人にとっての体験様式の根本的違い)があるのだが、意識障害ではその区別がそもそもつかないような、渾然と流動的な志向状態が生ずるのである(その典型が夢の心像)。文献(8)では夢以外の意識障害にもふれ、たとえば「実体的覚性」の問題なども論じた。これはたとえば、姿は全く見えないのに或るもの(人格、魔、神?)が身辺近くに実在するのをありありと感ずるといった類の体験であって、意識障害の、或るタイプでは、この型の体験が起りやすくなるように見える。夢の意識でなくても、意識が過度に集中、没入している時には、幾分似た状態が生ずる。

こうとらえれば分裂病型と意識障害型とは区別もはっきりし、また正反対、ということでもないので、場合によっては両者が並存してもさしつかえないということもわかる。(分裂病領域においても、そうした合併がみられる状態はあり得る。緊張病型の或るタイプなど。)

(2) 神秘体験(ウィリアム・ジェームズ型)

同じ文献(8)で、これは文字通り分裂病の対極となる意識型を理論的に推論してみた。それは分裂病「仮説」の方向を逆にすること、即ち弾性率にたとえればその上昇という方向に仮説を置いた場合、体験空間がどのようになるか、を推論したものである。この結論はもちろん『パターン』逆転にはならず、逆に正常『パターン』の異常な強調となる。他方においてこれはウィリアム・ジェームズが、「宗教経験の諸相」において記載した種類の、超明晰《めいせき》、至福的、人生肯定的なタイプの一過性意識変様に、非常に類似する結果となったのだった。(ジェームズの報告は信用のおけるものであり、この種の現象は稀れながら実在することに疑いは無い。ただもちろんこれは、俗に言う「怪異、霊異、神秘体験」のほんの一部にすぎない。またついでながら、近年救命医学の進歩に伴い報告の機会がふえ、かつ「来世の存在？」といった関心にからんで関心の高まっているいわゆる臨死体験near-death experience, NDE については、〝自分の麻酔手術中の情景を――遊離魂が見ていたので――知っており、指摘できた〟という類の客観性証言の例を留保すれば、つまり主体の主観的体験様式だけで言えば、意識障害の圏内にあらわれ得ないものはない、というのが今のところの私の考えである。）

(3) 強迫型意識

文献（10）では、神経症における強迫型意識の特性を、a、b両強度の強直的上昇という形でとらえた時、どれくらい臨床的諸特徴を誘導し得るかを論じた。強直そのものの原因、ないし動機の問題は回避してある点が、私にとっても宿題であるが、純構造的観点の及ぶ範囲を定めるという意味での試みである。その限りで、若干の治療へのヒントをも述べた。

(4) 感情型意識

分裂病の辺縁にも、この型の意識は出現し、病態を修飾することが珍しくない。

同じ文献（10）で、「感情」が意識をみたす時の、図式無定形化の特性をめぐって論じた。これはかなりの範囲にわたって、強迫型意識と相殺的であるところに私の主関心がある。

(5) パラノイア型意識

文献（11）では、正常意識からも十分了解可能な意味での、パラノイア型固執の特性を論じた。これは強迫型意識とかなり重なる共通部分があり、また重要なところで相反点もある。分裂病の辺縁にも、かなり区別しにくい形でこの意識型が重畳しているが、基本型としては厳密に区別すべきものである。

(6) 非現実感の諸意識と離人症

離人症は、本書の第1公式との関連において、また分裂病の領域でひろく存在、伏在する点において、きわめて重要な位置を占める。文献（11）ではこれをさらに、その周辺の類似の意識型、一括すれば「非現実感」と呼び得る一群の種類のものとの関連において論じた。また、離人症の概念と臨床に関する総論的記述は、最近公刊のものがある(30)。いわゆる「境界例(31)(32)」、また「躁うつ病」の大きな領域は、当然分裂病と対比しながらその特質を把握してゆくことができる。またここでふれた以外の諸「神経症」や精神療法などについても、本書の「幾何学」を基本としてさらに探求することができよう。しかしそれらはさらにそれぞれに独自な図式を発見してゆかねばならず、基本幾何学との関係が間接的となるので、今回は議論を省略した。ただ、正常者を含む「気質」論の領域では、かなり直接的に適用を試みた別稿(33)がある。

おわりに

精神病理の領域はなお多岐にわたり、無限の海の中をゆく心地がするが、本書としての限度もある。それに本書の目的は、結果をすべて出すことではなく、探求者、実践者としての〝肉体〟を賦活し、〝精神〟の足腰を強くしたいというところにあった。本書で述べたのは一つの「海図」に相当すると言ってもよいかもしれない。基本的な経線、緯線は引き、主要な海形と水深は画定したつもりであるが、暗礁のありどころ、潮流の工合など、まだまだ補充しなければならないところは多い。

巻頭にも述べたように、幾何学には幾何学の本性と役割がある。それ自体は目的なのではなく、過剰に追求されるべきものでもない。（本書が言おうとしたことは――題名にもかかわらず――徹頭徹尾そのことである。）海図を手にした船乗りが次にすることは、湧きたつ波の腹にひびく衝撃や、刻々に変る風向きを肌で感じながら、船を操ってゆくことであろう。そこに（多くの先人、同僚に負うところの）さまざまな実践知が生まれたのであり、また、この瞬間にも生まれつづける。ただ、注意しないと、それらさえ、たちまち形骸化して足をとられるものになってしまうだろう。

いま私の脳裏にはウォーコップの警告の言葉（第I部4章社会学）、

……向かい得る時に生命・方向に向かわず、

向かわなければならない時に死・方向に向かわず……

の章句がひびきつづける。私はとかく眠りこみやすい。この〝声〟にたえずめざまされながら、私は混沌の海を旅してゆくだろう。

文献

（安永浩の項末尾の［著作集］については文献末尾参照）

第I部

（1）B・パスカル（前田陽一、由木康訳）『パンセ』中公文庫、中央公論社、昭和四八年。

（2）Wauchope, O. S. *Deviation into sense: the nature of explanation*, Faber & Faber, London, 1948. O・S・ウォーコップ（深瀬基寛訳）『ものの考へ方――合理性への逸脱』弘文堂、昭和二六年、清水弘文堂書房、昭和四三年、『ものの考え方――合理性への逸脱』講談社学術文庫、講談社、昭和五九年。

（3）安永浩「精神医学における「意味」と「無意味」」『臨床精神医学論集』（土居健郎教授還暦記念論文集刊行会編）星和書店（非売品）、昭和五五年。（6）bにも収載。［著作集3］

（4）安永浩「分裂病の基本障害について」『精神神経学雑誌』六二巻三号、昭和三五年。Ⅲの（3）にも収載。

（5）増成隆士「感性の風景㈠」『UP』一六四号、東京大学出版会、昭和六一年。

（6）安永浩a「精神医学の方法論」『現代精神医学大系』1C、中山書店、昭和五三年。
b『精神医学の方法論』金剛出版、昭和六一年。［著作集3］

（7）安永浩「分裂病者にとっての「主体他者」――その論理、二重身のファントム論的考察」安永浩

編『分裂病の精神病理6』東京大学出版会、昭和五二年。〔著作集2〕
(8) 河合洋『学校に背を向ける子ども』NHKブックス、日本放送出版協会、昭和六一年。
(9) 大岡信『ゴーギャン』解説「カンヴァス世界の名画」10、中央公論社、昭和四八年。
(10) Hanson, N. R., *Patterns of discovery*. Cambridge Univ. Press, London, 1958.
N・R・ハンソン(村上陽一郎訳)『科学理論はいかにして生まれるか――事実から↓原理へ』講談社、昭和四六年。
(11) 吉田敦彦「馬の神話学――騎馬遊牧民の馬をめぐって」『馬銜《はみ》』冬期第33号、日本中央競馬会、昭和六一年。
(12) 護雅夫「死者と馬とシャーマニズム」(同前)
(13) 渡辺護『音楽美の構造』音楽之友社、昭和四四年。

第Ⅱ部

(1) 浅田彰、黒田末寿、佐和隆光、長野敬、山口昌哉『科学的方法とは何か』中公新書、中央公論社、昭和六一年。
(2) 安永浩「精神医学にとっての言語あるいは言語学――ことばと分裂病のための基礎論」高橋俊彦編『分裂病の精神病理15』東京大学出版会、昭和六一年。〔著作集2〕
(3) 宮本忠雄「言語と妄想」土居健郎編『分裂病の精神病理1』東京大学出版会、昭和四七年。(5)にも収載。

(4) 宮本忠雄「妄想と言語」宮本忠雄編『分裂病の精神病理2』東京大学出版会、昭和四九年。(5)にも収載。
(5) 宮本忠雄『言語と妄想――危機意識の病理』平凡社、昭和四九年。
(6) 中山道規、柏瀬宏隆「精神分裂病と言語の問題」作田勉編『精神医学と言語学』金剛出版、昭和五九年。
(7) Saussure, F. de., *Cours de linguistique generale*. Payot, Paris, 1916.
F・d・ソシュール(小林英夫訳)『一般言語学講義』岩波書店、昭和一五年、改版昭和四七年。
(8) Ogden, C. K., Richards, I. A., *The meaning of meaning*, Routledge & Kegan Paul, London, 1956(初版は1923).
C・K・オグデン、I・A・リチャーズ(石橋幸太郎訳)『意味の意味』新泉社、昭和四二年。
(9) Morris, C., *Signs, language and behavior*, Prentice-Hall, New York, 1946.
(10) 丸山圭三郎『ソシュールの思想』岩波書店、昭和五六年。
(11) 丸山圭三郎『ソシュールを読む』岩波書店、昭和五八年。
(12) 丸山圭三郎『文化のフェティシズム』勁草書房、昭和五九年。
(13) Minkowski, E., *La schizophrénie: Psychopathologie des schizoïdes et des schizophrènes*, Payot, Paris, 1927.
E・ミンコフスキー(村上仁訳)『精神分裂病』みすず書房、昭和二九年。
(14) 安永浩「分裂病型妄想の理論的問題点」『精神医学』二一巻二号、昭和五四年。Ⅲの(27)bに

も収載。〔著作集4〕

(15) Merleau-Ponty, M., *Phénoménologie de la perception*, Editions Gallimard, Paris, 1945.
M・メルロー＝ポンティ（竹内芳郎、小木貞孝訳）『知覚の現象学』I、みすず書房、昭和四二年。

(16) Lacan, J., *Écrits*, Editions du Seuil, 1966.
J・ラカン（宮本忠雄、竹内迪也、高橋徹、佐々木孝次訳）『エクリ』I、II、III、弘文堂、昭和四七〜五六年。

(17) Rifflet-Lemaire, A., *Jacques Lacan*, Charles Dessart, Bruxelles, 1970.
A・ルメール（長岡興樹訳）『ジャック・ラカン入門』誠信書房、昭和五八年。

(18) Lacan, J., *Les Psychoses: Le Séminaire de Jacques Lacan*, Livre III., Texte établi par Jacques-Alain Miller, Éditions du Seuil, 1981.
J・ラカン（小出浩之、鈴木國文、川津芳照、笠原嘉訳）『ジャック・ラカン精神病』上・下、岩波書店、昭和六二年。

(19) Schneiderman, S., *Jacques Lacan: The death of an intellectual hero*, Harvard University Press, Cambridge, 1983.
S・シュナイダーマン（石田浩之訳）『ラカンの〈死〉——精神分析と死のレトリック』誠信書房、昭和六〇年。

(20) Iの(13)

(21) 米盛裕二『パースの記号学』勁草書房、昭和五六年。

(22) Langer, S. K., *Feeling and Form.* Routledge & Kegan-Paul, London, 1953.
S・K・ランガー（大久保直幹、長田光展、塚本利明、柳内茂雄訳）『感情と形式』Ⅰ、Ⅱ、太陽社、昭和四五年。

(23) Benveniste, É., *Problèmes de linguistique générale*, Éditions Gallimard, Paris, 1966.
É・バンヴェニスト（岸本通夫監訳、河村正夫、木下光一、高塚洋太郎、花輪光、矢島猷三訳）『一般言語学の諸問題』みすず書房、昭和五八年。

(24) Derrida, J., *La carte postale: de Socrate à Freud et au-delà*, Aubier-Flammarion, 1980.

(25) Deleuze, G., Guattari, F., *L'Anti-Œdipe: Capitalisme et schizophrénie*, Les Éditions de Minuit, 1972.
G・ドゥルーズ、F・ガタリ（市倉宏祐訳）『アンチ・オイディプス』河出書房新社、昭和六一年。

(26) 安永浩「精神医学にとっての言語あるいは言語学（その2）――無意識、ラカン、分裂病」土居健郎編『分裂病の精神病理16』東京大学出版会、昭和六二年。［著作集2］

第Ⅲ部

(1) 第Ⅰ部の（4）

(2) 安永浩「分裂病症状機構に関する一仮説――ファントム論について」土居健郎編『分裂病の精神病理1』東京大学出版会、昭和四七年。［著作集1］

(3) 安永浩『分裂病の論理学的精神病理――「ファントム空間」論』医学書院、昭和五二年。［著作集1」

(4) 安永浩「分裂病の症状機構に関する一仮説(その二)――「置き去り」効果について」宮本忠雄編『分裂病の精神病理2』東京大学出版会、昭和四九年。(3)にも収載。[著作集1]

(5) 安永浩「分裂病症状機構に関する一仮説(その三)――慢性様態のファントム論」木村敏編『分裂病の精神病理3』東京大学出版会、昭和四九年。(3)にも収載。[著作集1]

(6) 安永浩「「仮説体系」と神経心理学」『臨床精神医学』五巻三号、昭和五一年。(3)にも収載。

(7) 第I部の(7)

(8) 安永浩「分裂病症状の辺縁領域(その1)――意識障害総論と神秘体験」湯浅修一編『分裂病の精神病理7』東京大学出版会、昭和五三年。[著作集2]

(9) 第II部の(14)

(10) 安永浩「分裂病症状の辺縁領域(その2)――強迫型意識と感情型意識」中井久夫編『分裂病の精神病理8』東京大学出版会、昭和五四年。[著作集2]

(11) 安永浩「分裂病症状の辺縁領域(その3)――非現実感の諸意識とパラノイア型意識」川久保芳彦編『分裂病の精神病理9』東京大学出版会、昭和五六年。[著作集2]

(12) 安永浩「分裂病と自我図式偏位――擬遊戯(演技)性、擬憑依、幻聴」藤縄昭編『分裂病の精神病理10』東京大学出版会、昭和五六年。[著作集2]

(13) 安永浩「分裂病の「記憶・想起」と「奇妙な思考」の問題点――Af-FとE-eBの類型論」村上靖彦編『分裂病の精神病理12』東京大学出版会、昭和五八年。[著作集2]

(14) 第Ⅱ部の（2）
(15) Ⅰの（6）
(16) 泰井俊三「コトバの心理」『コトバの科学』第三巻、中山書店、昭和三三年。
(17) Arieti, S., *Interpretaton of schizophrenia*, Basic Books, New York, 1957.
S・アリエティ（加藤正明、河村高信、小坂英世訳）『精神分裂病の心理』牧書店、昭和三三年。
(18) 安永浩「心因論」横井晋、佐藤壱三、宮本忠雄編『精神分裂病』医学書院、昭和五〇年。［著作集1］
(19) Ⅱの（13）
(20) Sartre, J. P., *L'imaginaire*, Gallimard, Paris, 1940.
J・P・サルトル（平井啓之訳）『想像力の問題』人文書院、昭和三〇年。
(21) Matussek, P., Untersuchungen über die Wahnwahrnehmung, I Mitteilung: Veränderungen der Wahrnehmungswelt bei beginnendem, primären Wahn. Archiv f. Psychiat. u. Nervenkr. vereinigt m. Ztschr. f. d. gesamte Neurol. u. Psychiat. 189. 1952. Untersuchungen über die Wahnwahrnehmung, II Mitteilung: Schweiz. Arch. f. Neurol. u. Psychiat. 71. 1953.
(22) P・マトゥセック（伊東昇太、河合真、仲谷誠訳）『妄想知覚論とその周辺』金剛出版、昭和五八年。内沼幸雄「妄想世界の二重構造性」『精神神経学雑誌』六九巻七号、昭和四二年。
(23) Conrad, K., *Die beginnende Schizophrenie*. Georg Thieme, Stuttgart, 1971.
K・コンラート（吉永五郎訳）『精神分裂病——その発動過程』医学書院、昭和四八年。

(24) Hecker, E., Die Hebephrenie: Ein Beitrag zur klinischen Psychiatrie, Virchow's Archiv. pathol. Anat. Physiol. 52, 1871.
E・ヘッカー（渡辺哲夫訳）『破瓜病』星和書店、昭和五三年。
(25) 渡辺哲夫「慢性分裂病態における局外性と中心性について――1分裂病者の体験構造を通じて」『精神医学』二三巻一号、昭和五五年。
(26) 渡辺哲夫『知覚の呪縛』西田書店、昭和六一年。
(27) 安永浩ａ「（分裂病の）症状」『現代精神医学大系』10-A1、中山書店、昭和五六年。
ｂ『分裂病の症状論』金剛出版、昭和六二年。〔著作集4〕
(28) 小出浩之『シニフィアンの病い』岩波書店、昭和六一年。
(29) Blankenburg, W., Der Verlust der natürlichen Selbstverständlichkeit: Ein Beitrag zur Psychopathologie symptomarmer Schizophrenen, Ferdinand Enke Verlag, Stuttgart, 1971.
W・ブランケンブルク（木村敏、岡本進、島弘嗣訳）『自明性の喪失――分裂病の現象学』みすず書房、一九七八年。
(30) 安永浩「離人症」『異常心理学講座』第4巻、みすず書房、昭和六二年。〔著作集3〕
(31) 安永浩「境界例の背景」『精神医学』一二巻六号、昭和四五年。(3)にも収載。〔著作集1〕
(32) 安永浩「境界例と社会病理」岩井寛・福島章編『現代臨床社会病理学』岩崎学術出版社、昭和五五年。(27)ｂにも収載。〔著作集4〕
(33) 安永浩「「中心気質」という概念について」木村敏編『てんかんの人間学』東京大学出版会、昭

和五五年。〔著作集3〕

安永浩著作集1『ファントム空間論』金剛出版、平成四年。
安永浩著作集2『ファントム空間論の発展』金剛出版、平成四年。
安永浩著作集3『方法論と臨床概念』金剛出版、平成四年。
安永浩著作集4『症状論と精神療法』金剛出版、平成四年。

後　記

精神病理の領域の比較的客観的な大観については、以前岩波講座「精神の科学」第3巻の「概説」で書かせていただいた。今回は私が従来書いたものの中でも、（目的、紙数などに関して）一番制約のなかったものであって（この機会を与えて下さった高村幸治氏に御礼申し上げる）、それだけ自由ではあったが、その自由のむつかしさというものも感じた、というのが、今のいつわらざる実感である。思いのままに書いたものが、おのずから叢書の中に然るべき位置を占めてくれたならば望外の幸いと願うのみである。

第Ⅰ部で紹介した英国の哲学者O・S・ウォーコップという人は、一冊の著書以外、その個人的経歴等がいまだによくわかっていない人である（昭和32年の時点で消息不明――従っておそらく死亡）。知れた限りにおいては、左記の文章に述べたことがあるので、もし御興味があればご参照いただきたい。（そこには、彼、彼の発見者故深瀬基寛氏、彼のことをしらべて下さった故笠《りゅう》信太郎氏とロイター通信による情報、最近では鈴木純一氏、そして私、の個人的かかわりについて書いてある。）

安永浩「謎の哲学者ウォーコップをめぐって」『UP』一一三号、東京大学出版会、一九八二年。

なおウォーコップにふれたものとして次の資料もある。

笠信太郎「死と生——一つの人生談義」『論理について』講談社学術文庫、昭和五一年、所載。

深瀬基寛「生きていることの罪と喜び」朝日新聞、昭和40・7・4所載。

深瀬基寛「思想のあけぼの」『批評の建設のために』南雲堂、昭和三二年、所載。

書評　串田孫一「哲学の味い方を示す」図書新聞、昭和26・10・22所載。

書評　山崎正一「経験論哲学の20世紀版——近代文明の疾患の健康な処方箋」日本読書新聞、昭和26・12・5所載。

最後になってしまったが、異例の大量引用を快くお許し下さった深瀬家のご遺族に心より御礼申し上げる。

昭和六二年初夏　　安永浩

新装版刊行にあたって

1　初版の誤植、ミスを訂正した。殊に図Ⅲ-12における $d=d_0$（これは全く私のうっかりミス）を $d \to 0$ に訂正した。

2　第Ⅰ部の間奏2における私の冗談的造語「ホモ・ミメティクス」を「ホモ・イミタンス」に改めた。その説明を本文に註として追加してある。ラテン、ギリシア語について御相談し、御教示をたまわった安部素子先生、奥井淳子さんにあつく御礼申し上げます。

3　初版出版のあとに、私の著作集全4巻（金剛出版）が出たので、文献の部でそちらにも収録されているものはわかるように符号を追加した。

平成十年十一月

安永　浩

解説にかえて――安永先生の生涯と思い出

内海 健

おろしたての純白のテーブルクロスを、ふわりと宙に舞わせる。布は天板の上にゆるやかに舞い降り、その身を滑らせ、真新しい、どこまでも平滑な空間をそこに広げる。だが、ふと一筋の襞があるのに目がとまる。掌を滑らせて引き延ばす。すると襞は消える。だが、あたかも一点の瑕疵を嘲笑うかのように、別のところにそれは姿を現す。そのままにしておこうかとも思うのだが、どうにも気になる。だが、何度引き延ばしても同じである。あきらめてクロスをひるがえし、もう一度天板のうえにかけてみる。またしても一筋の襞が寄る。ならばと、今度は別の布地を取り出してみたのだが、やはり同じである。

近代以降、われわれが抱え込まざるをえなくなった自己とは、かくのごとき厄介ものなのだろう。そこにはつねに不安がとりつく。それは単独者としての寄る辺のなさ、あるいは底知れぬ無限に対するおののきかもしれない。ならばそのような自己への執着など投げ捨てればよいではないか、とも思う。しかし、たとえ禅門をくぐろうとも、とらわれは容易に振りほどけそうにない。逆説的ではあるが、貧相なはずの自己は、かようなまでに執拗なものだったのである。

ところが、そこにもう一つの逆説が到来することがある。それは、不安や執着それ自体が自己に他ならぬものであったと気づくときである。この頓悟体験の嚆矢となるのが、デカルトのコギトだろう。疑っている私だけは疑いえぬのである。そして安永浩によるウォーコップの「パターン」の発見もその系譜に連なる。近代というものの終焉を考えるなら、その掉尾に位置づけられるのかもしれぬ。後に続くものは寡聞にして知らない。さらに安永は、その地点を足場として、執拗な自己が、あろうことか、破綻する構図を描き出した。いわゆる「分裂病のファントム論」である。近代的な自己が消えゆこうとしている今、こうした語り部はもはや出ることはあるまい。本書『精神の幾何学』は、その安永理論の体系的記述、つまりは「原論」である。

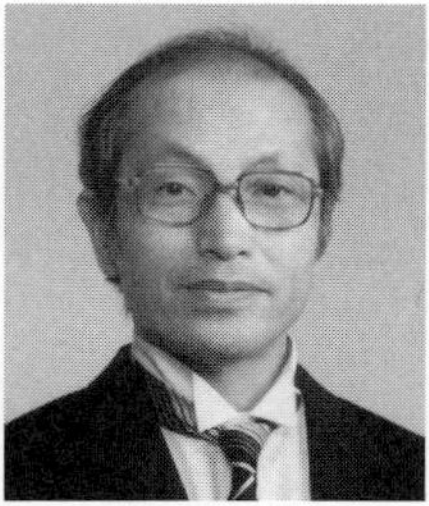

安永浩（一九二九―二〇一一）は私の師である。師は「ヨク隠れたる人、ヨク生キタリ」というマクシムを生涯貫いた人であった。八二歳で亡くなる前年まで、地道に診療を営み続け、その合間を縫うように、折に触れて、磨き抜かれた論考を紡ぎ出された。多作ではない。表舞台に出ることも好ま

れぬ。それゆえ、木村敏や中井久夫も一目置いたこの稀代の精神病理学者を知る人は少ない。ここでは師の生涯を振り返りつつ、私が間近で見た実像を描き出すことによって、解説にかえることにしたい。

精神科医への道

安永浩先生は昭和四年一月十日、京都で生まれた。父君は京大病院小児科の助教授職にあったが、関東大震災の復興事業の一つとして同年に開設された同愛記念病院に勤めることとなり、先生も生後百日にして東京神田に移られた。この神田育ちであるということに、先生はけっこうこだわりをお持ちであったようである。少年時代は軍靴の響きの近づきつつある中で過ごされたが、書に親しみつつ、運動も活発にされていたとうかがっている。

昭和二十年四月、海軍兵学校に入り、そのまま八月に終戦を迎え、翌年の春に一高に入学。しかし同じ年、父君が亡くなられるという不幸にみまわれる。戦時中の過労と物資の不足がたたり、結核を再発されたことによるものだった。先生は、この父君が小児科医として昼夜の別なく働く姿から、「赤ひげ精神」を受け継いだと語っておられたが、のちの献身的な診療はそこに由来しているのだろう。

さらに翌年、母君が亡くなられ、戦後のインフレの中、残されたささやかな資産も見る間に底をつく中で、先生は旧制高校、大学と、ずっとアルバイトをしながら糊口をしのいだ。家庭教師が最も実入りがよかったが、そう口があるわけでもなく、市ヶ谷にある山脇学園の前あたりでゴムひも売りなどをしていたなどと、あとから奥様にうかがった。

しかし苦学をされたとはいえ、この時代は先生にとって決して暗いものではなかっただろう。そして医学部に在学中に、ウォーコップの〝Deviation into Sense〟（邦訳『ものの考え方——合理性への逸脱』）と出会われることになる。本屋街でたまたまみつけた訳書に惹かれ、数日のうちに読破し、さらに乏しい懐中から原書を買う資金をひねりだされたという。その時のことを、先生は「抜け上がった青空のような解放感」と表現しており、後年の国際学会の講演では次のように語っている。

当時の私として、先ず得られたのは一種の「解放感」でした。そこには「論理」というものの効用と限界とが明瞭に示されていました。同時に彼〔ウォーコップ〕は、「自分から出発せよ」ということを力強く激励してくれていました。「そうしさえすればすべての〝ものの言い方〟は矛盾無くそろえることができる……あと細かいところは大いに「論理」を用い、具体的に工夫すればよいのだ……」と言うのであります。

ここで得られた「自分から出発せよ」という確かな原則は、知の促迫から先生を解放するものであり、その後の生きる指針として、そして思惟の出発点として、生涯にわたってゆらぐことはなかった。

先生は昭和二十八年に東京大学医学部を卒業し、インターンを終えた後、昭和二十九年に東京大学医学部精神医学教室に入局され、その後、東京拘置所医務部、東京家庭裁判所医務室、都立松沢病院に勤務され、昭和三十七年からは東大分院神経科に腰を落ちつけられた。

この間、昭和三十二年にはご結婚され、一男一女にめぐまれた。奥様は当時からYWCAのグループ・ワーカーをされており、長年にわたって活動を続けられた。先生の理知と冷静さに対して、奥様からにじみ出る慈愛とおおらかさはよき対照をなしていた。パターンやファントムについても、理説というよりは先生の生きる営みの一部として、情感をもって受け止めておられたように思う。世評など気にしない先生とはいえ、心ない無理解に曝されていた折には、奥様のもつエンパシーは大きな慰めになったにちがいない。

東大分院神経科科長時代

昭和四十六年、先生は笠松章先生の後を受けて、東大分院神経科の第二代の科長に就任された。正確に言うと、「医学部助教授、分院神経科科長」となる。以後平成元年に退官されるまで十八年間、臨床と後進の指導にあたられた。とりわけ先生の在任期間は、昭和四十三年から始まる東大紛争の影響で、東大本院の精神科が機能不全状態にある時期に重なっており、小さな所帯の中に、多くの入局希望者を受け入れざるをえない状況で、ご苦労もひとしおだったと思う。かくいう私も随分と手を煩わせたのではないかと、今更ながら忸怩たる思いをしている。

私が入局したのは昭和五十四年である。この稿に添えた二葉の写真は、おそらくその当時のものだと思われる。先年、追悼文を書くにあたって奥様から拝借したものだが、五十代とはいえ、若々しい先生の風貌が目に飛び込んできたとき、在りし日の東大分院時代にタイムスリップしたかのように感じた。いずれも仲人をされた時のものだが、冒頭に掲げたものは、きりりと視線をこちらに向けている。たまにお見せになる昂然たるおもざしである。もう一葉の方が、普段の先生らしくてなつかしい。これもこちらを見ているようではあるが、まなざしは外には向けられていないと思う。窺い知るよしもない思惟や夢想が紡ぎだされている時のお顔である。

入局を希望した時におっしゃられたのは、「来るなとはいわない、しかし何も世話はできない」ということだった。入局してから求められたのは、「当直だけはちゃんとやってください」ということ以外になかった。こうした先生の言葉には何の含みもなく、そのまま受け取ってよいことは直感的にわかった。それをよいことに、随分と自由な修業時代を過ごさせていただいたものだと思う。

「何も世話はできない」とおっしゃったが、それはポストや実験などのことである。小さな所帯で所詮無理なことだからできないと言われたまでのことである。やるべきと思ったことは、骨身を削っておやりになられた。たとえば神経科は定員が四人（助教授一、講師二、助手一）しかないため、非常勤医員の数の確保には、社交が好きでも上手でもないにもかかわらず、他科と交渉にあたるなどして尽力されていた。仲人の労をとるに際しても、「やらなくてすむならそれに越したことはないが、いやだとはいわない」というのが常であったが、結局は十五組もこなされた。飲み会などの医局員との付き合いはまったくしないかわりに、正月明けには、その罪滅ぼしの意味もこめられて、自宅で無礼講の新年会を開いてくださった。われわれの間で「安永パーティ」と呼んでいたもので、夜の更けるまで興じたものである。

教育に関して先生がやるべきことと決めていたものに、新研修医に対するクルズスがある。毎年、先生がみずから十講近い講義を担当された（先生自身「クルズス十番」と自称していたらしい）。初回はカルテの書き方、オーダーの出し方、精神科医として必要な身体的管理などだったと思う。期待に胸をふくらませて臨んだところに、何となく拍子抜けしたことを覚えている。正直に告白すると、その後もあまり面白く感じられず、私を含めた三人の同期は、不届きにも欠席することもあれば居眠りすることもあった。しかし先生はそんなわれわれの不作法をまったく意に介さず、淡々と講義を進められた。「ファントム」の「ファ」の字もおっしゃることなく、統合失調症はもちろんのこと、躁うつ病、てんかん、器質性疾患、神経症、薬物依存、気質論、薬物療法、精神療法など、ほとんどの領域をカバーしておられたと思う。今にして思えば、もっとしっかり聞いておくのだったと後悔している。

後日、奥様に先生の部屋を見せていただいたが、大きな書類用のボックスがいくつか置かれていた。その一つがクルズス用のものだった。開けてみると、なつかしい藁半紙の束の入った茶封筒がいくつも出てきた。毎年、開講の前になると、これらを引っ張り出しては、何日もかけて推敲しておられたとのことだった。いかにも先生らしい。聴衆の気を引いたり、受けようなどということは眼中にない。ただ自分が大切だと思ったものをエラボレートして供するのみであり、要はこちらの聞く耳がなかっただけのことである。先生の文章や講演、さらには仲人のスピーチや弔辞にいたるまで、そこには磨き込まれた言葉が静かにひしめいている。安永浩という人は、われわれが発見しなければならないのである。

精神病理学者として、臨床家として、師として

先に述べたように、先生の生と学理は一体となっており、そして一貫している。「自分から出発せよ」という準則を守り通された。これはウォーコップが最初に置いた原理、すなわち「生きている行動 living behavior」と「死 - 回避的な行動 death-avoiding behavior」が、対をなしながらも、つねに前者が優位なパターンをなすことに由来している。この原理は、統合失調症へ応用されただけでなく、精神医学の方法論そのものでもあった。先生はヤスパースが金科玉条とされた時代にあって、「了解」と「説明」について、「了解は説明をうちに含む、その逆はない」と看破された。この一言を知る精神科医は幸せである。了解と説明の二項対立は不毛である。だが残念なことに、東大精神科はその後も長らくこの桎梏にとらわれたままであった。

統合失調症においては、このゆるぎないはずのウォーコップの原理が、あたかも逆転したかのような体験様式をとる。いわゆる「パターン逆転」である（「分裂病の基本障害について」（一九六〇））。この跳躍によって、了解を峻拒してきた症候が、その了解不能性を維持したまま、はらはらと、ほぼすべての領域にわたって読み解かれていくのである。「パターン逆転」はさらに一連の「ファントム論」として、慢性様態までも包含する体系

として発展していくことになる（「分裂病症状機構に関する一仮説――ファントム論について」（一九七二）他）。

その他にも数多の卓越した仕事があるが、私が是非読んでいただきたいと思っているものを以下に挙げさせていただく。統合失調症の了解可能性をぎりぎりまで問い詰めた（分裂病の）「心因論」（一九七五）、パターンもファントムも使わずに書ききった（分裂病の）「症状論」（一九七八）、同じく「精神医学の方法論」（一九七八）、すでに現在の精神医学の状況を半世紀以上前に予見していた「境界例の背景」（一九七〇）、そして気質論の精華である「「中心気質」という概念について」（一九八〇）などである。その他にも、ファントム論のなかで最も完成度の高い「分裂病型妄想の理論的問題点」（一九七九）、先生が若き日から強い関心を持っておられた強迫事象に対する回答である「分裂病症状の辺縁領域（その2）――強迫型意識と感情型意識」（一九七九）、不安という最も基礎的な事象について述べた「不安反応（不安神経症）」（一九六七）なども捨てがたい。

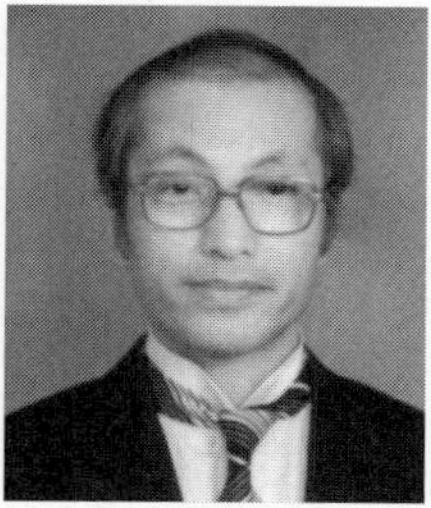

これらの著作に触れるたびに、世俗的で対症療法的な現場主義に陥ってしまった世界の精神医学が、いつの日か、安永浩の発見を発見することを、心から願わずにはいられない。

先生が屈指の理論家であることはいうまでもないが、精神科医としてはどのような人であったかはあまり知られていないと思う。先生はまずもって献身的な臨床家であった。東大分院時代ほとんど毎日、外来で診療をされ、日曜日と研究日である木曜日に一息つくという日常を送っておられた。安定しない患者に対しては、しばしば自宅の電話で対応された。それも一時間ではすまないことが多かったのではないだろうか。中井久夫氏はこうした先生の臨床家としてのスタンスを、サファリングと形容されていたと思う。

しかしまた、先生は工夫の人である。大上段に構えたり、もったいぶったりするところはまったくなく、与えられた状況に応じてできることをやり、使えるものを使うというスタイルだった。さまざまな治療技法に関心を向けられ、神田橋條治氏の幽体離脱やミルトン・エリクソンの催眠にまで、その範囲は及んだ。それだけでなく、ジャンルを超えて、身体医学、さらには日常的に触れる色々なリソースからヒントをつかむようにされていた。これらは理論的体系化が一段落した八〇年代以降の論考の随所にみることができる。

私が特に記しておきたいのは、先生の卓越した描写力である。とりわけカルテの記述は、どうしたらこのように書けるのかと、いつも溜息まじりに読ませていただいたものである。気取ったところはいささかもなく、難しいタームも用いず、さりげないメモ書きのようなたたずまいをしている。ただ見て、感じ、そして率直に書かれるのであるが、そのこと自体がものの本質を射抜き、事柄の機微を描き出していた。まさに記述現象学のお手本といってよい。フッサールと異なるのは、先生の率直さが、その裏にひりひりとするような他者意識を隠し持っていたことである（フッサールに欠けていたのは、これは彼が責を負うことではないが、この他者意識である）。後に神田橋條治氏が、先生の診察に陪席したおり、最小限の侵襲しか与えぬさらりとした応接をみて、驚かれていた。

カルテ開示が世の潮流になり始めたころ、先生はいち早く反応された。日本精神病理学会第二十三回大会（二〇〇〇）の特別講演のテーマにも選ばれ（「臨床精神病理と記述の問題——カルテは如何にあるべきか」）、いくつかの論考も残されている。露骨に反対はされなかったが、自分の大切なフィールドに土足で上がられたように感じておられたにちがいない。

こうした先生の描写から学ばせていただいたのは、患者の言うことにまずは素直に耳を傾け、そのまま受け止めることであった。余計な詮索や奇を衒った解釈など必要ないということである。これは言葉ではなく、先生が身をもって直接教えてくださったものである。実際、私自身は、先生の言うこと、書くことを、それに対して自分がどう考えるかは別にして、一〇〇％の信頼を置いて、そのまま受け取っていた。

とはいえ、精神病理学を志すものとして、私自身はエピゴーネンになるつもりはさらさらなく、経験を積むにつれて、先生に議論を仕掛けるようなこともするようになった。それはごく率直な論争だった。もちろん私が先生の鷹揚さに勝手に甘えていたのであって、もしかしたら私の無作法に腹を据えかねることがあったかもしれない。今から思い出すと汗顔の至りである。しかもテーマは先生の理論の根幹にかかわる部分であることが常であり、周囲の人たちを随分とはらはらさせたらしい。

もう四十年ほど前になることだが、今から振り返れば、私は先生の説かれる了解と説明の関係、あるいはパターン概念そのものに疑義を差し挟んでいた。つまり通常態においても、了解は説明を包摂するわけではなく、了解は必ず了解不能なもの、つまりは了解を超過するものをはらんでいるはずであること、そしてその了解不能なものは了解の中核にあって、了解にとって不可欠なものであると主張していたのだった。ただ、当時はそんなにすっきりと整理された形で示していたわけではなく、「シニフィアンの還元不可能性」であるとか、「他者の先行性」といった挑発的なフレーズをぶつけていたと思う。

もう一つ付け加えるなら、パターンやファントムがいったん確立したとしても、それが個すなわち「私」であることは、必ずしも自明なことではないという批判である。これもまたすっきりと整理できぬままにぶつけていたのであるが、今振り返ると、それほど的外れなものではなかったと思う。なぜなら先生は最晩年の論考の中で、自分が唯一理解できなかった精神病理が「解離」であると告白されているからである。だが、かくも青臭く師を批判していた私は、ニュートンがいう、巨人の肩の上に乗った小人のようなものである。そこまで攀じ登れたことは誇りに思うが、巨人より遠くが見えていたかどうかは心もとない。

こうした一連の論争は、若き日に構造主義の洗礼を受けなかった世代と、もろにその影響をうけた世代のぶつかり合いであり、生を希求した先生と、生に倦んでいた私の違いでもあるだろう。それが一度も陰湿なものにならなかったのは、ひとえに先生のお人柄による。加えて、私の方はというと、最近はもう随分感性が磨耗してしまったが、シゾチーム（分裂気質）の懐にすっと飛び込むことを得意技としていた。「シゾチーム」などと言うと、顔をしかめる人たちがいるらしいが、当時の分院には、シゾイド信仰なるものがあり、貴種として敬意を集めていた。安永先生自身、自分がシゾチームであることに誇りをもっておられた。今の統合失調症臨床が貧寒であり、そして貧寒であることにすら気づいていないのは、シゾチームに対する敬意が失われたことによるところが大きい。

世の愉しみ

先生は医師としてはきわめて清貧な方だった。ほとんど大学の俸給のみで生活しておられ、当時の東大分院神経科の医師の中で、最も年収が低いのではないかとさえ囁かれていた。ある時、科長室に泥棒が入ったことがある。折悪しく、先生はビデオデッキを購入するために、現金を部屋に置いておられ、盗まれてしまった。そのあと、先生はしばしば医局員のところにやってきては、「当直を代わってくれませんか」とおっしゃられた。先生がわれわれに割り当てられた当直をおやりになるというのだ。こちらとすれば、贅沢なことであるが、国立大学附属病院の安い料金での当直など割に合わぬと思っていたので、渡りに船だったが、先生はそれで盗まれたお金の穴埋めをしたのである。

しかし、これは強調しておかなければならないが、清貧であったとはいえ、先生は世の愉しみに開かれた心をもっておられた。私が最も親しみを感じる点である。

ある時、若手の間で医局旅行なるものを企画しようという話が持ち上がったことがあったが、その折、私は仲間を代表して、先生の意向を聞きに伺った。おそらくは「君たちで自由に行くのはかまわない」などとおっしゃるだろうと思っていたが、意外にも「いいですね」と笑みを浮かべられた。ただし「多少お金がはってもよいから私は個室にしてください」と付け加えられた。「どこがよいでしょうか」と図に乗って聞くと、「どこでもいいが、できれば料理のおいしいところがいいですね」と言われた。これも意外だった。ついでにお勧めを伺ったところ、「私もそれほど知らないが、たとえば箱根の富士屋ホテル、日光の金谷ホテルなどでしょうか」と教えていただいた。まだそんな高級なところは知らなかった頃であり、先生の新たな一面をみた気がして、なんとなくうれしく思ったものである。

忙しいにもかかわらず、先生は多趣味だった。絵画は観るだけでなく、いくらかたしなまれた。音楽にも一家言あり、また俳句は誰に教わるともなく詠まれ、毎年年賀状に軽快な一句をしたためておられた。自宅の庭では薔薇づくりを手がけ、「青い薔薇を発明したら億万長者になれるのですが」と笑っておられた。またスポーツ好きで、部局対抗のバレーボール大会にはいつも出場され、退官記念には野球の紅白戦でマウンドに上がり、還暦を過ぎてから、それまでは「注意が持続する保証がどこにあるのだ」といって峻拒されてきた運転免許を取得された。また競馬ファンでもあった。特にメジロファントム（東大分院は文京区目白台にあった）という馬への思い入れは格別であり、それなりに強い馬であることもあって、ソファを新調するくらいの配当があったと聞いたことがある。

野球やバレーボールをする時の先生の身のこなしは、しなやかで敏捷だった。東大精神科時代は、かつての東大野球部のエースで後のプロ野球コミッショナーとなる内村祐之教授の球を受ける役目を仰せつかっていたという。大洋ホエールズ時代から一貫してベイスターズファンであり、平松（当時のエース、通算二〇一勝）の登板ともなると、川崎球場（当時のホエールズのホームグラウンド）まで息子さんを連れてよく観戦に行かれたらしい。先生の生涯で、一九六〇年と一九九八年に二度優勝しているが、一九九八年の優勝は仕事からの帰宅途中に知り、その場にへたり込みそうになるくらいに脱力したとおっしゃっていた。とても意外な一面である。

晩年——点々の赤

「定年になったら一切働かない」と先生はかねてから宣言されていたが、いよいよ退官がせまってくると、「九十歳まで生きることにしたので、もう少し働くことにしました」と方針を変えられた。結局、東大分院を終えてから、長谷川病院、築地サイトウクリニックと、最後まで臨床を続けられた。

晩年の先生を語る上で、土居健郎先生との幾重にもわたる往復書簡による論争について触れないわけにはいかないだろう。ことの発端は、土居先生が安永先生の分裂病論をほんの少し揶揄されたことだったと聞いている。しかしこの論争は忽然と起こったのではなく、かねてからお二人の間には、統合失調症の精神病理をめぐって相容れぬものがあったことに由来している。

土居先生は分析家だが、意外に多く統合失調症について論じている。私は一度ご指摘したことがあるが、その時は気づいておられなかったようである。あらためて振り返られ、「そのようだね」と返書をいただいた。たとえば、主著の一つ『方法としての面接』は、精神分析を基礎にしているが、統合失調症の治療論として読むことも可能である。実際、私は多くのことをそこから学んだ。もし、土居先生がこの疾病について見当違いの立論をしていたなら、この論争は起きなかったにちがいない。

ただ、土居先生の論立ては、最後のところでレトリックに訴えて、病理の断層を飛び越えてしまう。そのレトリックがまた巧妙なものであり、読む者は狐につままれたような面持ちにさせられる。たとえば、『方法としての面接』では、「わかる－わからない」を基軸にして、精神疾患の見立てを論じ、神経症が「わかってほしい」、うつ病が「わかりっこない」」、精神病質が「わかられたくない」と見事に腑分けされていくが、統合失調症に関しては「わかられている」となる。あるいは「自分を意識しながらもその自分がないという逆説的な状態」「分裂病の場合はいわば言語即心であって、その間に緊張が感じられないために、言語がただそこにあるだけというような観を呈する」など。何やら煙に巻かれたような気になる。

それに対して安永先生は、統合失調症において了解の翼をいかに広げようと、どうあっても乗り越えられない病理の断層を剔抉し、その了解不能性をあくまで把持し続けられた。そして事象に徹底的に添いつつ、最後に乾坤一擲の飛躍をしてみせたのが「パターン逆転」であり、そして「ファントム論」であった。ここだけは、先生としては絶対に譲れないところだったと思う。

先生はこの論争に痛切な思いで臨まれていた。いつもは気楽に問いかける私も、この時だけは、先生の鬼気を感じて遠巻きにしていた。先生の土居先生に対する思慕と敬愛はこちらにも痛いほどわかった。生物学的な伝統の根強い東大の精神科に一人、精神疾患に対する了解的な方法の地平を拓いたのが土居先生であり、その先達のご恩を先生はつねに感じておられた。給与の安い聖路加病院でパートタイムをされていたこともあるが、それも土居先生の傍にいると勉強になるからとのことだった。社交嫌いの先生が、毎年欠かさず世田谷のお宅にご夫婦で年賀の挨拶にお出かけになっておられた。

土居先生もまた、普段から安永先生のことは格別に気にかけておられた。東大精神科の教授を襲うべきであると、機会があるたびにおっしゃっておられた。

この論争のさなかに私は土居先生を訪問する機会があった。「安永さんは何か言っているかい?」とお尋ねになられたので、「われわれには何もおっしゃりません。私は『こんな論争はもっと若い時にしておくべきです』といったのですが」と答えた。実際に、敬愛する二人の論争は、私にしてみれば迷惑な話であり、とうにすませておいてほしかったものである。「それで安永さんは何と？」とさらにお聞きになられたので、「『私はまだ若いです！』と叱られました」とお答えしたところ、先生は顔を少し上げて、にわかに目を細めてお笑いになられた。

往復書簡が一段落した後も、先生は和解の糸口を見出せぬまま苦しんでおられたと思う。そんな折、土居健郎選集（岩波書店、二〇〇〇）の月報の執筆依頼が先生に舞い込み、「ミレニアム随想」という小文をしたためられた。先生は万感の思いをこめて、文末に次のように書かれている。

「師弟」とはどういうことであろうか？　あらためて想う。私はべたべたつきまとったわけでもなく、論文原稿を添削していただいたわけでもなかった。だが、私の主観的感覚で言えば、満腔の満足を以て、（先生と私とは）師弟であったと思いたい。（思わせていただく）。顧みれば私自身は未だに良い師になれていない。

平成二十年の夏、安永先生御夫妻は、土居先生のお宅をお訪ねになられた。そのときのご様子は、『土居健郎先生追悼文集』（二〇一〇）に収められている。これほど胸が熱くなり、しびれるような追悼を私はほかに知らない。その折、先生が我が意を伝えるものとして作った句がある。

水引草　点々の赤　わが心

わびしい、点の列のような目立たぬ花をつけた水引草の写生が、急転直下、「わが心」と結ばれる。先生にはめずらしく主観の句である。御自身の解説によると、作句の際、この「わが心」は「考えもせぬのに電光のように定着した」という。そして「点々の赤」とは、先生自身の罪、怒り、恥、悔いなどの、心の小出血を表したものであり、その小出血によって、自分の中の乱れを浄化しうるのだとお書きになっている。

水引草の赤は、自分が自分であるために払わなければならない痛みであり、同時にその痛みを核として、自分がここにいる。先生はこの句を通して、かつての師に奥底にある自分を差し出してみせたのだと思う。

お二人の会見はなごやかに終えられた。そして先生の思いが通じたかのように、帰り際、庭先の植え込みに、まるで浄化を象徴するように、白花の水引草が咲いていた。偶然にも、数日前に、近所の方が植えてくださったとのことである。

先生の晩年は、二つの大患との戦いであった。だが、最期にいたって先生のお心がやすらぎを得たことを知り、いくらか救われたように感じた。亡くなられた年にいただいた賀状には、次のような一句が、いつもと変わらぬさらりと枯れた筆致でしるされていた。

人は死す　死すとも春は　うるわしき

五月の連休のさなか、私は師のいない市川のログハウスを訪れた。奥様からは形見の品として、恐縮にも、かつて先生が財布をはたいて購入されたウォーコップの原書を頂戴した。頁をめくると、若き日の先生の書き込みが、六十年の歳月を飛び越えて、私に何かを語りかけてくるようだった。

もう一ついただいたのが、最後に使っておられた名刺である。名前と住所だけの簡潔なものだが、裏面にはお気に入りのウォーコップの言葉と先生の訳が貼り付けられていた。

Serenity-in-spite-of-Something

何事か　つねにあれども　晴朗な……

帰り際、奥様に水引草のある場所を尋ねたところ、玄関先に、赤色の花はほぼ散り終えて、五月の風にその葉叢が揺られていた。

先生はもういないのだ。何度もそう自分に言い聞かせながら、宵闇の降りてくる中を駅に向かった。

＊初出：「安永浩先生追悼」、『臨床精神病理』第三十二巻二号（星和書店、二〇一一年）所収。再録にあたっては文章を改めた。

（うつみ・たけし　東京藝術大学名誉教授　精神病理学）

本書は、一九八七年七月、岩波書店より叢書「精神の科学」の第一巻として刊行された。その後、一九九九年二月に新装版として刊行され、本文庫は、この新装版を底本とした。明らかな誤りは適宜訂正した。

ちくま学芸文庫

精神《せいしん》の幾何学《きかがく》

二〇二五年五月十日　第一刷発行

著　者　安永　浩（やすなが・ひろし）
発行者　増田健史
発行所　株式会社　筑摩書房
東京都台東区蔵前二―五―三　〒一一一―八七五五
電話番号　〇三―五六八七―二六〇一（代表）
装幀者　安野光雅
印刷所　株式会社精興社
製本所　株式会社積信堂

ISBN978-4-480-51302-1 C0147